Alfred BINET & Théodore SIMON

LA MESURE
DE DÉVELOPPEMENT DE L'INTELLIGENCE
CHEZ LES JEUNES ENFANTS

Préface de Serge NICOLAS

Introduction de Paulette ROZENCWAJG

http://www.librairieharmattan.com
diffusion.harmattan@wanadoo.fr
harmattan1@wanadoo.fr

ISBN : 2-296-01450-X
EAN : 9782296014503

Alfred BINET & Théodore SIMON

LA MESURE
DE DÉVELOPPEMENT DE L'INTELLIGENCE
CHEZ LES JEUNES ENFANTS

Préface de Serge NICOLAS
Introduction de Paulette ROZENCWAJG

L'Harmattan
5-7, rue de l'École-Polytechnique ; 75005 Paris
FRANCE

L'Harmattan Hongrie
Könyvesbolt
Kossuth L. u. 14-16
1053 Budapest

Espace L'Harmattan Kinshasa
Fac..des Sc. Sociales, Pol. et Adm. ;
BP243, KIN XI
Université de Kinshasa – RDC

L'Harmattan Italia
Via Degli Artisti, 15
10124 Torino
ITALIE

L'Harmattan Burkina Faso
1200 logements villa 96
12B2260
Ouagadougou 12

Collection **Encyclopédie Psychologique**
dirigée par Serge Nicolas

La psychologie est aujourd'hui la science fondamentale de l'homme moral. Son histoire a réellement commencé à être écrite au cours du XIXᵉ siècle par des pionniers dont les œuvres sont encore souvent citées mais bien trop rarement lues et étudiées. L'objectif de cette encyclopédie est de rendre accessible au plus grand nombre ces écrits d'un autre siècle qui ont contribué à l'autonomie de la psychologie en tant que discipline scientifique. Cette collection, rassemblant les textes majeurs des plus grands psychologues, est orientée vers la réédition des ouvrages classiques de psychologie qu'il est difficile de se procurer aujourd'hui.

Du même auteur

A. BINET, Psychologie de la mémoire (Œuvres choisies I), 2003.
A. BINET, & Th. SIMON, Le premier test d'intelligence (1905), 2004.
A. BINET, L'étude expérimentale de l'intelligence (1903), 2004.
A. BINET, & Th. SIMON, Le développement de l'intelligence (1908), 2004
A. BINET, La graphologie : Les révélations de l'écriture (1906), 2004.
A. BINET, La suggestibilité (1900), 2004.
A. BINET, & V. HENRI, La fatigue intellectuelle (1898), 2005.
A. BINET, Psychologie des grands calculateurs et joueurs d'échecs (1894)
A. BINET, La psychologie du raisonnement (1886), 2005.
A. BINET, L'âme et le corps (1905), 2005.
A. BINET, & Ch. FÉRÉ, Le magnétisme animal (1887), 2006.
A. BINET, Introduction à la psychologie expérimentale (1894), 2006.

Dernières parutions

Charles BONNET, Essai de philosophie (1755), 2006.
Pierre JANET, Philosophie et psychologie (1896), 2006.
Charles DARWIN, La descendance de l'homme (1871), 2006.
J. G. SPURZHEIM, Observations sur la folie (1818), 2006.
J. M. BALDWIN, Le développement mental chez l'enfant (1895), 2006.
Pierre JANET, L'évolution de la mémoire et la notion du temps, 2006.
William JAMES, Les émotions (Œuvres choisies I) (1884-1894), 2006.
William JAMES, Abrégé de psychologie (1892), 2006.
F. J. GALL, Les fonctions du cerveau (vol. 2 & vol. 3, 1823), 2006.
John Stuart MILL, La psychologie et les sciences morales (1843), 2006.
Dugald STEWART, Esquisses de philosophie morale (1793), 2006.
Joseph DELBOEUF, Etude critique de la psychophysique (1883), 2006.
Th. FLOURNOY, Etude sur un cas de somnambulisme (1900), 2006.
A. GARNIER, La psychologie et la phrénologie comparées (1839), 2006.
A. GARNIER, Précis d'un cours de psychologie (1831), 2006.

PRÉFACE DE L'ÉDITEUR

Il y a maintenant un siècle[1] que le premier test d'intelligence a été proposé par Alfred Binet (1857-1911), le psychologue français le plus connu dans le monde. L'élaboration de la première version de l'échelle métrique de l'intelligence sera réalisée au cours de l'année 1904-1905 dans le contexte de l'évolution des pratiques pédagogiques de l'époque. En octobre 1904, une commission ministérielle sera créée autour de la question de la scolarisation des enfants arriérés. Binet, qui fait partie de cette commission, imposera l'idée d'un examen psychologique afin de déterminer l'admission des enfants anormaux dans une école spéciale. C'est dans ce contexte qu'il élabore avec l'aide de son collaborateur Théodore Simon (1873-1961) un test destiné à établir un diagnostic scientifique des états inférieurs de l'intelligence. C'est par le détour du diagnostic de la débilité mentale que la question de la mesure de l'intelligence va ainsi être formulée et résolue. C'est pour dépister les enfants arriérés, pour distinguer avec le minimum d'erreurs entre les retards dus à un déficit d'intelligence et les retards dus aux conditions défavorables du milieu et de la scolarité que Binet a construit son test dont la première version[2] fut publiée en 1905 dans *L'Année Psychologique*.

---

[1] Pour une commémoration de ce centenaire : Nicolas, S., & Andrieu, B. (Eds.) (2005). *La mesure de l'intelligence. Conférences à la Sorbonne à l'occasion du centenaire de l'échelle Binet-Simon (1904-2004)*. Paris : L'Harmattan.

[2] Pour une réédition : Binet, A., & Simon, Th. (2004). *L'élaboration du premier test d'intelligence. Œuvres choisies II*. Paris : L'Harmattan.

Mais la première version du test d'intelligence était peu précise et ne comportait aucune indication d'âge, il ne s'agissait pas de construire à cette époque un instrument qui permette de faire une hiérarchie parmi les enfants normaux mais plutôt d'établir un diagnostic rapide d'arriération. Progressivement, Binet va s'éloigner des références de l'asile psychiatrique pour adapter son échelle aux enfants des écoles. Trois ans plus tard, en 1908, le but est atteint[3]. Binet et Simon donnent le programme à suivre : « *Tout d'abord nous devrons chercher à connaître la loi du développement intellectuel des enfants, et à imaginer une méthode permettant de doser leur intelligence ; en second lieu, nous étudierons la diversité de leurs aptitudes intellectuelles* ».

La version définitive du test d'intelligence, le test classique de Binet-Simon, date de 1911. Elle fut d'abord publiée dans le *Bulletin de la Société libre pour l'Étude de l'Enfant*[4] avant d'être éditée pour la première fois en 1917 sous la forme d'un ouvrage avec de légères modifications de détail. À cause de son importance historique, c'est ce livre à maintes fois réédité[5], au lieu de l'article original, que nous proposons ici à la réimpression.

Mais l'article de Binet et Simon n'était que la présentation du test, aucun élément théorique n'y était adjoint. La même année (1911), Binet va signer seul un autre article[6] auquel n'est pas associé Simon. Dans cet article Binet souligne qu'il a voulu reprendre et perfectionner l'échelle de 1908. Les collaborateurs de Binet furent des instituteurs, des directeurs d'école, et notamment Vaney, et des élèves du laboratoire installé dans l'école de la Grange-aux-Belles. Cette collaboration a renforcé l'orientation développementale de l'échelle. L'article de Binet se divise en sept chapitres.

Le premier chapitre concerne les corrections proposées à l'échelle métrique de l'intelligence depuis 1908. Binet souligne qu'on « *a*

---

[3] Pour une réédition de la seconde version du test (1908) : Binet, A., & Simon, Th. (2004). *Le développement de l'intelligence chez l'enfant. Œuvres choisies III.* Paris : L'Harmattan.

[4] Binet, A., & Simon, Th. (1911). La mesure du développement de l'intelligence chez les jeunes enfants. *Bulletin de la Société Libre pour l'Étude de l'Enfant*, *11*, 187-256.

[5] À partir de 1917 de nombreuses rééditions ont été publiées : 1922 (2e), 1925 (3e), 1929 (4e), 1931 (5e), 1938 (6e). Après la guerre on trouve des rééditions ou des retirages en 1946 (7e), 1947, 1948, 1951, 1957 (9e), 1959 (10e), 1961 (11e), 1963 (12e). Nous n'avons pu toutes les comptabiliser.

[6] Binet, A. (1911). Nouvelles recherches sur la mesure du niveau intellectuel chez les jeunes enfants. *L'Année Psychologique*, *17*, 145-201.

fait à notre échelle quelques objections qui nous ont paru justes ; nous-mêmes, en l'employant, nous avons constaté ses défauts, et nous avons cherché à les réparer. » (p. 146) Les modifications concernent essentiellement la disposition des échelons, le contenu du test et le degré de difficulté des épreuves.

Les modifications relatives au contenu tendent surtout à purifier l'échelle de tout ce qui apparaît comme trop scolaire (copier une phrase, lire un fait divers, écrire sous dictée) ou dépendant trop directement du milieu familial (savoir son âge, savoir le compte de ses doigts, savoir réciter les jours de la semaine) mais aussi tout ce qui fait double emploi (ainsi, à cinq ans, il y a une épreuve de répétition d'une phrase de dix syllabes ; on demande à un enfant de six ans de répéter une phrase de seize syllabes : il décide de supprimer cette seconde répétition, parce qu'elle ressemble trop à la première.). Il y a des épreuves qui exigent des connaissances dont on ne peut pas faire honneur à l'intelligence d'un enfant. Savoir son âge, savoir le compte de ses doigts, savoir réciter les jours de la semaine, prouve surtout qu'on a appris de ses parents ces petits renseignements ; il a cru bon de supprimer ces trois épreuves. Il y a aussi des épreuves trop exclusivement scolaires, comme celle qui consiste à savoir lire en gardant de sa lecture un nombre donné de souvenirs, ou celle qui consiste à copier un modèle écrit, ou à écrire sous dictée. Il supprime tout cela, supposant que l'examen d'instruction, imaginé par Vaney, suffit à établir les connaissances scolaires d'un enfant.

Les modifications relatives au degré de difficulté des épreuves consistent à rendre un peu plus sévère la notation entre 6 et 9 ans et par contre systématiquement moins sévère la notation au haut de l'échelle. On constate en effet que l'extension de l'échelle de 1911 a été obtenue en déplaçant tout simplement vers le haut les anciens échelons de 1908. Les épreuves de 11 ans constituent l'échelon 12, les épreuves de 12 ans l'échelon 15, les épreuves de 13 ans l'échelon « Adultes ». La version de 1908 comportait 11 échelons en continuité de 3 à 13 ans. Celle de 1911 comporte également 11 échelons mais avec des écarts plus larges au-delà de 10 ans : de sorte que l'échelle est continue (écarts d'un an) de 3 à 10 ans inclusivement puis discontinue ensuite avec les niveaux de 12 ans, 15 ans et Adultes. Enfin, pour remplir les lacunes produites par les suppressions, de nouvelles épreuves ont été imaginées et ont été soumises à de nouveaux sujets. Quelques questions sont ajoutées (suggestion de lignes, différences abstraites, la pensée d'Hervieu, question du président) ou reprises à l'échelle de 1905 (comme les deux dessins de mémoire). En tenant compte de toutes ces modifications, on obtient la série suivante (les épreuves antérieures à 6 ans n'ont subi aucun changement par rapport à l'échelle de 1908).

L'échelle métrique en 1911.
(Par Binet. *L'Année Psychologique*, 1911, p. 147.)

3 ans	**4 ans**
Montrer nez, yeux, bouche	
Énumérer une gravure	Donner son sexe
Répéter deux chiffres	Nommer clé, couteau, sou
Répéter une phrase de syllabes	Répéter trois chiffres
Donner son nom de famille	Comparer deux lignes
5 ans	**6 ans**
Comparer deux boîtes de poids différents	Distinguer matin et soir
	Définir par l'usage
Copier un carré	Copier losange
Répéter une phrase de six syllabes	Compter 13 sous simples
Compter 4 sous simples	Comparer 2 figures esthétiques 49.
Recomposer un jeu de patience en deux morceaux	
7 ans	**8 ans**
Main droite. Oreille gauche	Comparer 2 objets de souvenir
Décrire une gravure	Compter de 20 à 0
Exécuter 3 commissions	Indiquer lacunes de figures
Compter 9 sous simples et doubles	Donner date du jour
Nommer 4 couleurs	Répéter 5 chiffres
9 ans	**10 ans**
Rendre sur 20 sous	Ordonner 5 poids
Définir supérieurement à l'usage	Copier dessin de mémoire
Reconnaître les 9 pièces de notre monnaie	Critique de phrases absurdes
	Comprendre des questions difficiles
Énumérer les mois	Loger 3 mots en 2 phrases
Comprendre des questions faciles	

12 ans Résister à une suggestion de lignes Loger 3 mots en une phrase Dire plus de 60 mots en 3 minutes Définir trois mots abstraits Comprendre une phrase désarti-culée **Adultes** Comprendre un découpage Construire un triangle Résoudre la question du Président Distinguer des mots abstraits Résumer la pensée d'Hervieu	**15 ans** Répéter 7 chiffres Trouver 3 rimes Répéter une phrase de 26 syllabes Interpréter une gravure Résoudre un problème de faits divers

Quand un élève a subi un test, on inscrit le résultat dans la colonne, vis-à-vis du test ; ce résultat est exprimé par les symboles suivants : + indique que l'épreuve est franchie ; - indique un échec ; 0 indique un silence ; ? indique que le résultat est douteux ; si le résultat douteux est toutefois plus près d'un échec, on inscrit - ? ; s'il est plus près d'une réussite, on inscrit + ? On emploie le signe + ! quand le résultat est excellent, et le signe - ! quand il est tout à fait mauvais. Si les étalonnages manquent de rigueur, les items sont maintenant classés, à peu près, dans l'ordre de difficulté croissante (tableau III, p. 153) mais les critères d'âges sont bien trop indulgents ; à 7, 8 et 9 ans les items considérés comme caractéristiques de ces âges sont réussis le plus souvent par 100 % des sujets. Quant au déplacement en bloc des items vers les niveaux de 12 ans, 15 ans et Adultes, il est opéré sans aucun contrôle tout simplement sur l'impression qu'aux âges de 11, 12 et 13 ans ils étaient trop difficiles. Binet et ses collaborateurs se sont cependant assurés que l'application de ces nouveaux tests ne produisait aucun changement important dans les résultats. Il souligne d'autre part que comme le nombre d'épreuves est devenu un peu moindre, l'examen gagne en rapidité. Dans les premières publications, Binet et Simon (1908) avaient seulement opéré sur des enfants choisis parmi ceux qui étaient réguliers dans leurs études car ils voulaient arriver tout de suite à la connaissance des moyennes ; les écarts individuels ne les intéressaient pas encore. Ce n'est que par la suite que la sélection des élèves s'est faite avec les tout-venant. Ils ont ainsi trouvé des enfants retardés et des enfants avancés pour leur âge. En mesurant le niveau intellectuel de quelques enfants, on en a trouvé qui ont une avance intellectuelle de quatre ans, et même de cinq ans. « *Il ne faut donc plus considérer le retard ou l'avance de trois ans comme une anomalie.* » (page 149).

On remarquera encore que d'après la nouvelle échelle chaque âge compte exactement cinq épreuves La principale modification de 1911 est de présentation - une présentation qui a pour conséquence (ou pour cause) de permettre un calcul plus rapide et plus précis du niveau mental. Dans la version de 1908 le nombre d'items était très variable d'un âge à l'autre (2 items pour l'âge de 13 ans, 8 items pour l'âge de 7 ans). Dans la version de 1911, un même nombre de 5 items définit tous les niveaux, de l'âge de 6 ans à l'âge « Adulte » inclusivement. Dans la révision de 1908 le calcul du niveau mental exigeait l'application de deux règles, et aboutissait en fin de compte à un résultat peu précis[7]. On cherchait d'abord l'âge de base, c'est « l'âge le plus élevé dont l'enfant accomplit toutes les épreuves, avec tolérance d'un insuccès dans une des épreuves de cet âge ». Cette règle fondamentale était compensée par une seconde règle : « une fois que l'âge de base est fixé on le fait bénéficier d'une avance d'un an lorsqu'il a réussi au moins 5 épreuves supérieures à son niveau, et on le fait bénéficier d'une avance de deux ans s'il a exécuté au moins 10 des expériences supérieures à son niveau ». Le niveau était donc calculé à un an près. Dans la version de 1911 la modification adoptée présente, entre autres avantages, celui de permettre une application plus rapide et plus approchée du niveau intellectuel. Voici la règle à suivre : on prend pour point de départ un âge pour lequel toutes les épreuves sont accomplies ; et au-dessus de cet âge, on compte autant de cinquième d'années qu'il y a d'épreuves bien exécutées. Exemple : un enfant de huit ans a réussi toutes les épreuves de six ans, 2 de sept ans, 3 de huit ans, 2 de neuf ans, 1 de dix ans ; il a donc le niveau de six ans, plus le bénéfice de huit épreuves, ou huit cinquièmes d'années ; soit un an, trois cinquièmes, soit le niveau de sept ans, trois cinquièmes ; ou plus simplement, 7,61. Ce calcul permet d'apprécier le niveau intellectuel avec des fractions. Mais il souligne aussitôt « *qu'il soit bien entendu que ces fractions dans une appréciation aussi délicate, ne méritent point une confiance absolue, car elles varieraient vraisemblablement d'un examen à l'autre.* » (p. 149)

---

[7] *L'Année Psychologique*, 1908, p. 65.

Le second chapitre traite des relations entre le niveau intellectuel et la situation scolaire. Lors des premières recherches en 1908, Binet et Simon avaient prié les directeurs des écoles d'amener des enfants réguliers dans leur instruction ; cette fois-ci ont été pris tous les enfants qui avaient, à deux mois près, un nombre rond d'années. C'est dans ce contexte qu'un échantillon de 100 enfants ont été interrogés avec la nouvelle échelle métrique d'intelligence. L'intelligence va généralement de pair avec le degré d'instruction, les plus avancés dans leurs études auront des chances de prendre rang parmi les plus intelligents. La comparaison en chiffres des niveaux intellectuels et scolaires indique que lorsqu'un enfant a décidément une intelligence brillante, il n'est jamais en retard pour ses études ; que lorsqu'il a une intelligence au-dessous de la moyenne, il ne peut être en avance pour ses études. « *Il existe une corrélation remarquable entre ces deux niveaux ; et nous pouvons l'exprimer de la manière suivante : quand les enfants sont en retard dans leurs études, ils ont une chance pour avoir une intelligence moyenne, contre deux chances pour avoir une intelligence supérieure à la moyenne, et aucune chance pour être brillants ; s'ils sont réguliers dans leurs études, ils ont une chance pour être brillants d'intelligence, une chance pour être lourds d'intelligence, et deux chances pour être moyens d'intelligence ; s'ils sont en avance dans leurs études, ils ont autant de chances à peu près pour être réguliers ou brillants d'intelligence.* » (pp. 161-162) Ainsi ces deux facultés (faculté d'intelligence et faculté scolaire) sont deux facultés indépendantes qui se développent dans le même sens.

Le troisième chapitre traite du jugement des instituteurs sur l'intelligence de leurs écoliers. Binet a voulu savoir ce que les instituteurs pensent de leur aptitude à juger l'intelligence des enfants. Pour cela, on a sollicité des renseignements sur les deux points suivants : « *1° Quelle est la proportion d'erreurs que vous pensez avoir commises dans l'appréciation de l'intelligence de vos élèves ? 2° Quels procédés employez-vous pour arriver à une appréciation exacte ?* » Les réponses provoquées par ce questionnaire indiquent que les instituteurs admettent près de 15 % d'erreurs mais surtout fournissent des éléments importants pour éprouver l'intelligence des enfants. Tout d'abord, les instituteurs ne s'accordent pas sur le sens du mot « intelligence », certains l'assimilent à la mémoire, d'autres à la compréhension, etc. La mémoire est la grande simulatrice de l'intelligence, le savoir ne mesure pas l'intelligence. Binet souligne que « *l'intelligence se marque par la meilleure adaptation possible de l'individu à son milieu* » (p. 172), « *elle se manifeste par l'initiative et la création* » (p. 175). Les instituteurs jugent l'intelligence des enfants par l'hérédité, la forme de la tête et surtout la physionomie ; ils constatent que contrairement à l'enfant inintelligent, l'enfant intelligent a une physionomie ouverte, éveillée et mobile. En fait, toutes ces méthodes sont faillibles et seule la méthode des tests est une méthode objective.

Le quatrième chapitre traite de l'intelligence des enfants appartenant à des conditions sociales différentes. Prenant appui sur le récent article de Decroly et Degand (1910), Binet souligne que ce papier a été signalé par les critiques comme défavorable à ses recherches. En effet, d'une part, les épreuves seraient trop faciles car elles ne s'appliqueraient pas exactement aux âges pour lesquels Binet et Simon les avaient organisées et, d'autre part, quelques-unes de ces épreuves sont défectueuses, elles concernent trop l'instruction, et pas l'intelligence naturelle. S'agissait-il d'une réfutation en règle de toute la méthode de Binet et Simon ? Certes non, mais l'article de Decroly et Degand fut le point de départ d'une grande question : celle des rapports entre l'intelligence et la classe sociale. Le premier fait intéressant que relève Binet est que les enfants étudiés par Decroly et Degand donnent des réponses bien meilleures aux tests que leurs sujets. L'avance est en moyenne de un an et demi sur les enfants d'école primaire de Paris. C'est une avance considérable qui peut tenir principalement à trois causes : 1° l'indulgence excessive des appréciations belges ; 2° les conditions sociales différentes (les enfants belges bénéficiaient d'une condition sociale supérieure) ; 3° les conditions d'éducation différentes (et d'un suivi scolaire tendant vers l'individualisation). Il existe tout une série d'épreuves pour lesquelles cette avance est plus marquée que pour d'autres.

Tableau : Épreuves pour lesquelles les élèves de Decroly et Degand ont une avance de plus de un an et demi et aptitudes qui sont probablement en relation avec ces épreuves.

Description de gravures	Intelligence et langage
Interprétation de gravures	Intelligence et langage
Compter 13 sous	Leçons familiales
Répéter 5 chiffres	Attention
Nommer 4 couleurs	Leçons familiales
Comparaisons de souvenirs	Esprit d'observation et langage
Lacunes des figures	Habitude des images et langage
Ordination des poids	Attention
Répéter les jours de la semaine	Leçons familiales
Définitions abstraites	Langage
Connaissance de pièces de monnaie	Vie pratique
Énumérer les mois	Leçons familiales
Trouver 60 mots	Langage
Critiquer des phrases	Compréhension et langage
Répéter une phrase longue	Attention

Ainsi beaucoup d'épreuves supposent l'intervention du langage et des leçons familiales. La supériorité verbale provient certainement de la vie familiale ; les enfants riches sont dans un milieu supérieur au point de vue du langage ; ils entendent un langage plus correct et plus nuancé. Voici maintenant les épreuves pour lesquelles ces enfants montrent une avance moindre.

Tableau : Épreuves pour lesquelles les élèves de Decroly et Degand ont une avance de moins d'un an et demi et aptitudes qui sont probablement en relation avec ces épreuves.

Copie d'une phrase	Exercice scolaire
Lecture	Exercice scolaire
Compter 9 sous	Vie pratique ou leçon familiale
Compter en descendant	Exercice scolaire
Écriture sous dictée	Exercice scolaire
Copie d'un losange	Exercice scolaire

Rendre sur 20 sous	Exercice scolaire
Mettre 3 mots en une phrase	Langage
Trouver des rimes	Langage
Épreuves sur des jugements divers	Jugement

Les épreuves de langage sont devenues moins nombreuses que dans la première liste ; en revanche les exercices scolaires abondent. Binet pense alors que les expériences de Decroly et de Degand ne peuvent pas amener à changer ses tests ; car si la plupart des épreuves ont paru trop faciles pour leurs enfants, cela tient tout simplement à ce que la supériorité intellectuelle de ces enfants est due à l'appartenance aux classes riches qui se manifeste essentiellement dans les épreuves où intervient le langage. Binet cherche alors à tester cette hypothèse en comparant la moyenne de niveau intellectuel d'enfants misérables à la moyenne d'enfants appartenant aux classes aisées. Après quelques tâtonnements, les résultats aux expériences montrent que la situation sociale élevée et l'éducation individualisée concourent à produire la supériorité intellectuelle mesurée avec l'échelle d'intelligence.

Ainsi, Binet trouve que les critiques avancées sur son échelle ne sont pas fondées. Il s'appuie surtout sur les expériences de l'Anglaise Katharine Johnson (1910) dont les résultats montrent, après analyse, le parfait accord avec ceux qu'il a obtenus. Il repousse ainsi sans ménagement les objections de Decroly et Degand (1910) et de Whipple (1910) qui les avaient repris à son compte. Mais Binet ne concevait pas cette dernière échelle, dont on trouve le principe complet d'utilisation dans une autre publication (Binet et Simon, 1911), comme définitive. Pour lui, la mesure de l'intelligence devait inclure une masse d'épreuves aboutissant à un classement des élèves au point de vue de l'intelligence. « *Un test particulier, isolé de tout le reste, ne vaut pas grand-chose car il est soumis à des erreurs de toutes sortes, surtout s'il est rapide, et s'il est appliqué à des enfants d'école ; ce qui donne une force démonstrative, c'est un faisceau de tests, un ensemble dont on conserve la physionomie moyenne (...) Un test ne signifie rien, répétons-le fortement, mais cinq ou six tests signifient quelque chose. Et cela est tellement juste qu'on pourrait presque aller jusqu'à dire : « Peu importe les tests pourvu qu'ils soient nombreux. (...) C'est donc surtout sur ce principe de la multiplicité des tests qu'il faut attirer l'attention des psychologues ; sans aucun doute on tirera de ces méthodes un grand parti à l'avenir, pour l'étude des aptitudes, du caractère et même de l'état physiologique, bref pour la réalisation de la mesure en psychologie individuelle* » (pp. 200-201). Il a cru à l'intérêt pratique d'une telle métrique, et pas seulement pour le dépistage des débiles. Mais la métrique n'était pas un but en soi, seulement un moyen. Et au-delà de la testologie, au-delà et grâce a ses applications pratiques, ce sont des problèmes fondamentaux de psychologie qu'il se pose. Comme le notent Zazzo et al. (1966), Il veut savoir en quoi l'enfant diffère de l'adulte, analyser la diversité de ses aptitudes et découvrir les lois du développement psychologique. Il espérait rester fidèle à ce programme bien vaste, mais il n'eut pas le temps et la force de le réaliser puisqu'il meurt en 1911.

Nous avons décidé ici de reproduire ce fameux article de Binet de 1911 à la fin du livre. De plus, on trouvera dans la suite la préface de Simon à la seconde édition (1922) de l'ouvrage « La mesure du développement de l'intelligence chez les jeunes enfants » ainsi qu'une étude de Paulette Rozencwajg, chercheuse spécialiste des tests d'intelligence.

Serge NICOLAS

Professeur en histoire de la psychologie et en psychologie expérimentale à l'Université de Paris V – René Descartes.
Directeur de *L'Année psychologique*
Institut de psychologie
Laboratoire *Cognition et comportement* FRE CNRS 2987
71, avenue Edouard Vaillant
92774 Boulogne-Billancourt Cedex, France.

Préface de Théodore Simon à l'édition de 1921

C'est en 1899-1900 que nous avons, avec Binet, entrepris nos premiers essais de mesure de l'intelligence. J'étais à ce moment interne à la Colonie d'enfants arriérés de Perray-Vaucluse et je venais de commencer avec Binet une collaboration qui ne devait cesser qu'à sa mort. Il était alors préoccupé des corrélations qui doivent exister entre le développement physique et le développement mental, il poursuivait d'une manière générale l'étude des signes physiques de l'intelligence, il ne s'attaquait pas encore directement à celle-ci. Et précisément nous en sentions chaque jour le besoin. Dans les recherches que Binet poursuit sur la céphalométrie[8], mémoires qui sont pour la méthode et la rigueur parmi les plus beaux que je connaisse, dans ces tentatives successives pour déterminer les rapports entre le volume de la tête et le degré d'intelligence, sans cesse une gêne persistait : elle provenait de l'incertitude où restait l'observateur quant aux écarts d'intelligence qui existaient entre les sujets dont il prenait les mensurations. Binet m'avait associé à ces recherches en inspirant sur le même sujet ma thèse de doctorat en médecine et en me faisant étendre ces mensurations aux enfants arriérés de la Colonie de Vaucluse entre lesquels les différences d'intelligence étaient évidemment beaucoup plus fortes qu'entre élèves d'une même école. Cependant voilà que, dans ce domaine encore, nous constations surtout notre ignorance, et si, en gros, pour les cas les plus nets, pour les sujets extrêmes, les diagnostics d'idiotie, d'imbécillité ou de débilité mentale pouvaient valoir dans le détail ces appellations étaient entourées d'un tel vague, de telles contradictions, de points de repère si flous qu'une révision aussi s'imposait à nous.

Aussi bien c'est avec de tels sujets, comme je le rappelais tout à l'heure, que nous avons mené dès 1899-1900 nos premiers interrogatoires méthodiques. Comme nous opérions avec des enfants entre lesquels les écarts d'intelligence étaient énormes, et visibles à tous les yeux, les épreuves que nous essayions avec eux se trouvaient classées par là-même, et nous savions pouvoir retenir comme significatives toutes celles à l'égard desquelles ces divers sujets ne se comportaient pas de la même façon. Nous sommes donc partis d'une clinique attentive pour forger un instrument qui, en retour, s'est montré perfectionner la clinique.

---

[8] Cf. *Année psychologique*, 1899-1901.

Sur ces entrefaites, d'ailleurs, une commission était créée au Ministère de l'Instruction publique en vue d'étudier le régime à appliquer aux enfants des écoles qui ne bénéficiaient pas autant que leurs camarades de l'instruction qui y est donnée. Binet, avec cette perspicacité si surprenante chez lui, posait d'emblée le problème sous son jour le plus important, à savoir comment déterminer les enfants rendus incapables de suivre leurs condisciples par insuffisance de moyens intellectuels. Le triage de ces enfants apparaissait, et il est resté, la chose essentielle[9]. Pour cela, il devenait nécessaire de rendre plus souples, plus fins, plus précis encore les procédés de psychologie expérimentale par lesquels il semblait que les degrés d'intelligence pussent s'apprécier.

Or, reprenant dans les écoles, avec les élèves qui les fréquentent, les épreuves expérimentées déjà avec des enfants anormaux, nous constations que ces épreuves donnaient précisément des résultats de tous points analogues, à la seule condition de les répéter avec des enfants plus jeunes que les sujets arriérés - et avec des enfants d'autant plus jeunes que la réussite de ces tests caractérisait des sujets dont cliniquement l'intelligence était plus basse. De là à prendre comme nouveau critérium de la signification intellectuelle d'une épreuve l'âge auquel cette épreuve pouvait être réussie, il n'y avait qu'un pas à faire, mais en même temps ce critérium nous fournissait ce moyen de sériation plus fin dont nous avions précisément besoin.

Il va de soi que ce que j'expose ici n'est aussi aisé qu'en théorie. En fait les choses ne se passent pas aussi simplement. Quand on essaie avec des enfants d'âges différents une épreuve quelconque qu'on a imaginée, quelque habitude même qu'on ait de le faire, vous pensez bien qu'on ne découvre pas juste un petit problème que tous les enfants de 5 ans, par exemple, vont résoudre à la perfection, et que tous les enfants de 4 ans vont rater d'une manière absolue. Ce n'est malheureusement pas ainsi que les choses se passent. Quelques-uns échouent, quelques-uns réussissent, les échecs ne sont pas tous aussi complets, les réussites ne sont pas davantage équivalentes ; il faut, dans la variété des réponses, choisir celle qui paraît établir entre les deux groupes d'enfants la répartition la plus nette... Quelquefois le choix est impossible, il faut abandonner. Parfois il suffit de modifier les données de la question, si

[9] A. Binet et Th., Simon : *Les enfants anormaux*. Colin.

légèrement que ce soit, pour la déplacer de telle façon que les réponses deviennent expressives. Bref c'est par une série de tâtonnements, au reste bien instructifs, qu'on arrive à découvrir la formule qu'il faut conserver. Les longues après-midi consacrées à ce travail sont parmi mes meilleurs souvenirs. Soit à l'Asile Ste-Anne, soit dans les écoles de Paris, et notamment rue Grange-aux-Belles, où la salle que nous utilisions a été transformée en laboratoire, nous interrogions sans répit. Nous allions parfois au hasard de l'inspiration, et ces causeries que rien ne paraissait diriger n'étaient pas sans profit, car l'esprit restait naturellement tendu vers ce qui pouvait déceler plus ou moins d'intelligence, et il suffisait souvent de retourner telle ou telle réponse du sujet pour en faire un test excellent. Ou bien, ayant préparé à l'avance quelque modeste matériel, nous l'essayions avec les enfants... Nous reprenions ensuite les réponses notées dans tous leurs détails, nous nous efforcions de reconnaître les modifications que l'âge leur faisait subir, nous travaillions à les sérier... On retrouverait trace de ces efforts dans nos premiers mémoires publiés en 1905 ; vous y retrouveriez aussi, je pense, quelque chose de la bonne humeur et de l'entrain qui y présidaient. Le travail de laboratoire n'a, en effet, nul besoin d'être pédant ni morose.

Je devrais ajouter qu'au cours de recherches de ce genre, tous les travaux antérieurs aident plus ou moins. Binet avait reconnu que, pour distinguer rapidement et avec quelque sécurité, parmi les enfants des écoles, les plus intelligents des moins doués, la meilleure méthode consistait à choisir dans chaque classe les plus jeunes et les plus âgés. Sauf causes extérieures, absences par maladies, manque de fréquentation, etc., la répartition des enfants est à cet égard des plus significatives. Grâce à cette remarque, notre tâche s'est trouvée simplifiée pour la détermination de la valeur des épreuves dont je viens de parler. Au lieu de les essayer avec tous les enfants d'un âge donné qui auraient présenté entre eux des inégalités nous n'avons, en effet, expérimenté d'abord qu'avec des enfants en cours régulier d'études, c'est-à-dire avec des groupes homogènes : enfants présentant à 6 mois près l'âge que nous voulions étudier, mais surtout enfants que nous savions, de par leur scolarité même, s'étager régulièrement quant à leur valeur[10].

---

[10] Nous devons ajouter que par écoliers en cours régulier d'études, à qui pourtant nous comparons les enfants dont nous prenons aujourd'hui le niveau, il faut donner le sens que cette expression avait lors de la constitution de notre échelle quand la hiérarchie des classes se poursuivait de la section préparatoire au C.S.II et que les enfants étaient promus selon leur savoir et non selon leur âge. La formule d'âge que l'échelle de niveau utilise ne couvre

II.

Le procédé dont nous nous servons pour la mesure du développement de l'intelligence comprend un ensemble d'une soixantaine d'épreuves. Tantôt nous posons aux sujets à examiner certaines questions, tantôt nous plaçons les sujets en face de situations que nous les prions de résoudre, il s'agit de petits problèmes pratiques tels que la vie en fournit plutôt que de connaissances, et nous avons surtout éloigné tout ce qui était instruction proprement dite. Ce sont aussi des épreuves courtes et variées. D'une part, nous avons, en effet, besoin de l'attention et de la bonne volonté constantes du sujet ; il ne faut pas qu'il refuse de nous répondre par un mouvement d'humeur ; il est nécessaire que nous le voyions au naturel et même avec tous ses moyens et toutes ses ressources intellectuelles ; rien ne doit troubler ses opérations ; il était donc indispensable qu'il fût intéressé et que nous ne risquions pas de le fatiguer. Et, d'autre part, l'intelligence n'est pas faite d'une matière unique, elle est une composante où interviennent mémoire, jugement, raisonnement, etc., en des proportions variables selon les circonstances ; aussi offrons-nous au sujet des occasions multiples de montrer ce qu'il peut faire, et, au besoin, qu'on me permette l'expression, de se rattraper.

Nos 60 épreuves sont classées selon l'âge moyen auquel elles correspondent, mais en entendant celui-ci, comme étant l'âge moyen d'enfants choisis comme je le rappelais à la page précédente. Certaines sont faites à 3 ans ; pour d'autres le succès n'a lieu qu'à 4 ans, et ainsi de suite. En somme, quand nous examinons un sujet, nous comparons ses résultats à ceux que donnent, selon leur âge, de petits écoliers parisiens d'école primaire réguliers dans leur scolarité. C'est cette hiérarchie des épreuves par ordre de difficulté, et cette comparaison à des groupes déterminés d'enfants pris comme étalons qui nous permettent de parler de mesure.

Mieux que toute description l'examen d'un enfant permet, en commentant au fur et à mesure et la manière de faire et ses réponses, de montrer en quoi consistent les épreuves et ce qu'elles mettent à même de découvrir. Supposons donc que nous fassions venir quelque bambin. Nous engagerons avec lui un dialogue familier, et, pour lier connaissance, nous

---

pas une notion simple. Maintenant il semble aussi que ne le soit guère davantage, en dépit des apparences, la notion d'un enfant moyen d'un âge donné, et elle ne paraît pas avoir conduit à de meilleures estimations. (Note de 1945)

commencerons, conformément aux habitudes, par lui demander et son nom et son âge. Questions bien banales. Seulement remarquez que déjà les réponses qu'il donne à ces questions vous apprennent quelque chose : son nom, un enfant normal peut le donner à 3 ans ; son âge, il ne le donne guère avec certitude avant 6. Selon les réponses de notre sujet, nous présumons donc si son intelligence le place entre ces deux âges ou le fait plus jeune ou plus âgé.

Nous compléterons peu à peu. Lui demandons-nous des définitions : Qu'est-ce qu'une chaise ? etc., nous pouvons obtenir plusieurs genres de réponses dont chacune correspond à un âge donné. Il arrive qu'une réponse telle que : « C'est du bois... » peut sembler peu satisfaisante. On hésite, on pourrait être tenté de trouver la réponse inférieure à une définition par l'usage. On ne doit pourtant pas céder à cette inclination car ce type de réponse se rencontre habituellement à un âge plus avancé que la formule « c'est pour s'asseoir ». La valeur de la réponse ne peut être donnée que par l'expérience et non par notre jugement. C'est cette expérience que traduisent nos appréciations.

D'autres épreuves, enfin, ne jugeront l'intelligence que de façon indirecte. Ainsi en est-il des épreuves de monnaie ou de la date du jour. La connaissance de ces notions témoigne plus de l'intérêt qu'y portent les enfants que de l'instruction qu'ils ont reçue, et c'est cet intérêt qui est la marque de leur développement mental.

... Peu à peu nous limiterons ainsi le domaine accessible au sujet que nous examinons. Nous établirons ses limites.

Supposons alors que le résultat soit celui que figure le tableau ci-dessous :

NOMS ET PRÉNOMS : Vav. Henri.

Date de naissance :	I 1916	*Âge chronologique* : 5 ans 1 mois
Date d'examen :	II 1921	*Âge d'intelligence* : 6 ans 4/5 mois

6 ans	*8 ans*
+ Distinguer matin et soir.	- 2 objets de souvenirs.
+ Définir par l'usage.	- Compter de 20 à 0.
+ Copier un losange.	+ Lacune de figures.
+ Compter 13 sous simples.	- Donner date du jour.
+ Comparaisons esthétiques.	- Répéter 5 chiffres

7 ans
- Main droite, oreille gauche.
+ Décrire une gravure.
+ Exécuter 3 commissions.
- 9 sous dont 3 doubles.
+ Nommer 4 couleurs.

9 ans
- Rendre sur 1 fr.
- Définir supérieurement à l'usage.
- Reconnaître pièces de notre monnaie.
- Énumérer les mois.
- Questions faciles.

Quelle est l'intelligence de cet enfant ? Il a 5 ans 1 mois et nous disons que son intelligence est celle d'un enfant de 6 ans 4/5, soit à peu près 6 ans 9 mois.

Qu'est-ce que cela veut dire ? Cela veut dire que, dans les conditions où nous venons de l'examiner, cet enfant s'est comporté comme un enfant de 6 à 7 ans. Placé en face des difficultés que représente la série d'épreuves auxquelles nous l'avons soumis, il paraît avoir les mêmes moyens de les résoudre qu'un enfant instruit par une expérience de 6 à 7 années, bien qu'il n'ait que 5 ans d'âge.

Cela ne veut pas dire autre chose.

Dans les résultats que cet enfant nous donne, dans ce niveau d'intelligence que nous lui attribuons, quelle est sa part personnelle, quelle est celle de son milieu, notre examen ne le distingue pas. Quand nous voyons dans une prairie un arbre isolé, nous ne savons pas davantage s'il doit sa taille à la graine d'où il provient, ou bien à l'humus où il a poussé. Pourtant cela ne nous empêche pas de parler de sa vigueur et de sa vitalité.

Mais supposez qu'il se trouve d'autres arbres dans le voisinage, dans une semblable exposition, et que ceux-ci, bien qu'ayant été plantés à la même époque, soient chétifs et rabougris, ah ! immédiatement les présomptions augmentent que ce soit l'arbre dont le tronc est le plus large et la taille la plus élevée qu'on doive choisir si l'on veut se faire une idée de ce qu'est un arbre d'une belle venue : les présomptions augmentent qu'il porte en soi une force propre qui assure son épanouissement.

De même, pour un enfant, sans doute ne savons nous pas ce qu'il y a chez lui de culture ou de vie, mais, s'il n'a pas eu la faveur d'un entourage particulier, alors augmentent les chances que l'avance que nous lui trouvons soit véritablement imputable à sa vigueur d'intelligence.

Nous apprécions un degré de développement, nous ne préjugeons qu'hypothétiquement de ses causes - ou, plus exactement, nous en préjugeons d'après les autres informations que nous possédons à ce sujet. Un niveau d'intelligence n'est pas un résultat qui ne doive être commenté. C'est une conclusion qu'il faut savoir lire. Si précise que soit la science, elle reste faite de beaucoup d'art.

III.

La méthode a fait ainsi l'objet de deux objections principales. La première est une objection d'ordre psychologique ; la deuxième est une objection de fait.

Accordons d'abord que notre méthode aboutisse à un classement des intelligences, à la mesure du développement intellectuel d'un sujet. Vous n'obtenez là, nous dit-on, qu'une appréciation quantitative, vous n'analysez point. Nous voyons bien ce que le sujet peut faire, mais quelles facultés interviennent pour assurer son succès ? Est-ce sa mémoire, est-ce son imagination qui le sert ? De quelle nature est son intelligence ? Voilà ce qu'on aimerait savoir, et qui serait vraiment de la psychologie... L'objection est née presque dès l'apparition de notre échelle. Je regrette qu'on la retrouve à peu près identique dans des articles récents. Combien, en effet, elle serait plus forte si l'on y avait substitué, au lieu d'une phrase critique, cette analyse qu'on réclame, prouvant ainsi qu'elle était possible, ce dont nous ne sommes nullement assurés. Il y a eu certes quelques essais, dont les plus célèbres sont, sans doute aucun, les profils de Rossolimo[11]. Mais, s'ils ne se sont pas trouvés avoir la même fortune, n'est-ce pas que leur valeur objective a paru sujette à caution ? Et, plus exactement, je me demande chaque jour davantage si cette impossibilité d'analyse autour des facultés d'autrefois n'achève pas plutôt de confirmer leur faillite, et n'amènera pas à construire la psychologie suivant une conception différente de celle que la tradition a consacrée. Ce n'est pas le lieu de répondre ici à cette objection avec tout le développement qu'il y faudrait, mais sa vanité même, je veux dire sa répétition sans plus, semble indiquer qu'elle relève d'un point de vue illégitime.

L'objection de fait est plus grave. Elle est la suivante. Les épreuves de l'échelle sont-elles bien sériées et notamment leur difficulté

---

[11] Le principe en a été repris par le Dr Vermeylen dans son examen psychographique, Bruxelles, Lamertin, édit.

correspond-elle vraiment aux âges indiqués ? Il ne semble pas non plus qu'à cet égard toutes les critiques soient également valables : trop souvent les auteurs qui ont désapprouvé la place d'une épreuve l'avaient au préalable plus ou moins modifiée, très inconsciemment d'ailleurs ; ou bien ils appréciaient les réponses d'après un autre barème. C'est un risque de l'instrument d'être délicat et qu'un minime déplacement, comme dans une bascule celle d'une pièce quelquefois, puisse suffire à le fausser. Change-t-on tel ou tel mot d'une question dite d'intelligence, la compréhension de celle-ci s'en trouve immédiatement facilitée ou compliquée. Utilise-t-on une autre gravure que les nôtres, rien d'autre que l'expérience pourra dire si cette gravure prête davantage à des réponses de description ou d'interprétation, et par suite si elle peut vraiment être considérée comme équivalente. On comprend donc qu'une traduction - et la tendance aussi que nous avons tout naturellement à innover en des matières où l'on est plus habitué à la subtilité qu'à la précision, - aient pu amener certains désaccords. De plus enfin, on ne juge pas d'un niveau par une épreuve mais par un ensemble...

Les deux constatations principales que des contrôles, que la répétition des mesures ont mises en évidence, paraissent les suivantes :

1° Comme les laboratoires américains l'ont signalé d'emblée, les épreuves placées aux âges les plus jeunes sont en général trop faciles ; en d'autres termes, beaucoup d'enfants de 2 ans réussissent déjà nos épreuves dites de 3 ans ; beaucoup d'enfants de 3 ans celles de 4... Nous avions été inclinés vers des appréciations indulgentes par plusieurs raisons. Par les motifs mêmes que je vous ai rappelés et qui avaient accéléré notre travail, le dépistage des enfants anormaux... nous craignions d'être trop sévères et d'en découvrir trop. Probablement aussi les enfants que nous nous sommes trouvés alors étudier, pour une grande part dans des crèches, appartenaient à des milieux particulièrement pauvres, ne représentaient pas le développement moyen des enfants à ces âges. Quoi qu'il en soit il semble exact que, sans qu'il y ait lieu de modifier, pour cette partie de notre échelle, l'ordre hiérarchique de nos épreuves, un déplacement quant aux âges pourrait se justifier.

2° constatation : les épreuves placées à l'autre extrémité de la série seraient, au contraire, trop difficiles. J'ai rappelé tout à l'heure comment nous les avions sériées, à l'aide d'enfants en cours régulier d'études à l'aide aussi de sujets qui, n'appartenant plus à l'école primaire, constituaient plutôt une élite. Il ne serait pas malaisé de montrer que, beaucoup plus qu'aux âges antérieurs, les enfants de 12, 15 ans et plus, qui appartiennent à des classes correspondantes, représentent un choix parmi les enfants de même âge ; alors beaucoup de ceux-ci ne pourront franchir pleinement les épreuves qui n'arrêtent pas ces enfants. Pour ces épreuves il résulte donc, en effet, qu'on trouve à chaque âge un nombre croissant de sujets d'âges correspondants qui restent sans les réussir, et il devient nécessaire d'interpréter à l'aide d'autres faits les renseignements qu'elles apportent.

Les auteurs américains ont habituellement changé quelque peu l'ordre de ces dernières épreuves et les ont aussi déplacées[12]. Je ne suis pas bien sûr que ce décalage soit absolument légitime, et qu'il suffise, par exemple, de mettre à 18 ans ce que nous avons mis à 15. J'aurais personnellement une tendance différente, en rapprochant ces études de celles qu'on peut poursuivre sur des adultes : celle de penser qu'il existe des degrés de développement qui, à partir d'un niveau de 9 à 10 ans, correspondent moins à l'âge qu'à une manière d'être individuelle. Faisons encore une comparaison. La taille grandit jusqu'à 30 ans ; mais, bien probablement, à partir de 15 à 16 ans les moyennes d'accroissement par âge n'ont plus grande signification parce qu'elles cesseraient d'être générales ; et mieux vaudrait alors parler de tailles petites, moyennes ou grandes, plutôt que de tailles de 18, 20 ou 25 ans. De même, je pense, il serait préférable, pour désigner certains développements d'intelligence, d'utiliser d'autres étiquettes que ces étiquettes d'âge, et de parler d'intelligences moyennes, supérieures ou très supérieures[13]...

Si justes que soient ces mises au point, il ne semble pas d'ailleurs qu'il y ait lieu d'en exagérer la portée. Il suffit d'en être averti pour lire correctement les résultats qu'on rencontre. Et je ne puis me résoudre, ni ne me crois autorisé, quelque fondées que puissent paraître les remarques précédentes, à modifier une échelle que je n'ai pas établie seul, qui a pris date, et dont l'immense masse des travaux qu'elle a suscités a dans l'ensemble montré l'incontestable valeur.

---

[12] The Stanford Revision and extension of the B.S. scale for measuring intelligence, by Lewis M. Terman. 1907.

[13] Th. Simon. Peut-on fixer une limite supérieure à la débilité mentale ? *Soc. médico-psychol.*, février 1921.

IV.

... Pour ce qui est de l'application, comme il arrive d'habitude, nous ne sommes plus les premiers.

Tout moyen nouveau de connaissance est aujourd'hui immédiatement appliqué de façon systématique dans tous les domaines où il y a lieu de l'employer. C'est ce qui s'est produit pour notre méthode, principalement en Amérique, et tous les problèmes où l'intelligence intervient comme facteur ont été repris sur cette base et se sont trouvés plus ou moins renouvelés par elle. J'énumérerai les principaux ; je n'insisterai que sur quelques-uns d'entre eux.

1. - Les rapports du développement physique et du développement mental dont, je le rappelle, nous étions partis, ont fait l'objet de nouveaux travaux. Ils ont fourni, sinon des conclusions absolument inédites, du moins des certitudes plus grandes sur cette irritante question. Parmi les recherches parues dans ces dernières années, je citerai, par exemple, celles de Porteus qui démontrent nettement la plus grande variation des dimensions céphaliques chez les sujets déficients que chez les normaux. Semblablement Doll, en comparant aux tables de Smedley des sujets débiles, a fait ressortir que leur développement physique occupait un rang d'autant plus inférieur que leur arriération mentale était plus prononcée. Enfin j'ai également, avec la collaboration de M. le Dr Vermeylen, de l'Asile de Gheel, établi : 1° que l'arriération portait sur la taille en même temps que sur l'intelligence ; 2° que, notamment en ce qui concerne les dimensions de la tête, celles-ci n'atteignaient pas le plus souvent le développement normal[14].

2. - La proportion des déficiences mentales dans la délinquance a fait également l'objet d'enquêtes nombreuses, et, la mesurant, on a trouvé cette déficience, encore qu'elle soit grande, moindre que s'y seraient attendus certains théoriciens. D'autre part nos tests sont devenus pour les experts, principalement dans les tribunaux d'enfants, un moyen précieux d'examen, tout à la fois précis et convaincant. Mais surtout le problème de

---

[14] Porteus. Cephalometry of feeble minded. The training school. Vineland 1918. - E. A. Doll. Anthropometry as an aid to mental diagnosis. The training school at Vineland, II, 1916. - Th. Simon et G. Vermeylen. Comparaison du développement physique (taille et poids) d'enfants normaux et anormaux. Soc. clinique de médecine mentale, II, 1921. - Taille, poids, mensurations céphaliques et niveau mental. Société A. Binet, III, 1921.

la criminalité s'est trouvé ainsi serré de plus près. Dans tous les cas où il y a crime (en prenant ce mot, bien entendu, dans son sens le plus général), malgré une mentalité normale ou même supérieure, c'est-à-dire dans tous les cas où le crime n'a pas l'excuse d'une insuffisance d'intelligence, d'autres facteurs sont donc à découvrir, que Healy a montré être souvent des facteurs de milieu. Ai-je besoin d'insister sur le rôle que la connaissance de ces faits peut exercer sur l'application des peines, sur les précautions à prendre par la société, en un mot pour une adaptation efficace de la répression ou de la prophylaxie ?

3. - Sans que je me rende compte exactement des raisons qui l'en empêchent, s'il y a un domaine où la mesure de l'intelligence n'a pas encore donné son plein rendement, c'est en matière d'aliénation, où la mesure de l'affaiblissement des facultés, indépendamment de leur arrêt de développement, présente cependant une telle importance pronostique[15]. Je n'ignore, certes, ni les difficultés d'application des tests aux malades mentaux, ni les difficultés d'interprétation des réponses fournies par ces derniers, ni les perfectionnements que la méthode devrait sans doute subir. L'expérience que j'en ai me permet cependant d'affirmer que des recherches sur ce terrain ne seraient pas sans profit, et je reste surpris qu'elles y soient si peu méthodiques[16].

J'ajouterai qu'en ce qui concerne la simulation également, la mesure de l'intelligence, chose un peu inattendue, peut rendre des services. Nous sommes parfois en présence de simulateurs qui imaginent ou qui imitent des délires, des attitudes dont nous avons du mal à identifier la fausseté. Or le simulateur est en fait bien plus embarrassé par des questions d'intelligence pour lesquelles il n'a pas prévu qu'elles lui seraient posées. Il en ignore l'ordre de difficulté. Il ne connaît pas davantage les modifications que la folie impose aux réponses - modifications dont la forme est cependant assez constante selon le type d'aliénation. Faites rendre de la monnaie sur 1 fr., l'imbécile se trompe, mais selon des modes spéciaux, le paralytique général ne commet pas les mêmes erreurs ; le dément précoce n'a pas encore les mêmes réactions... Le simulateur, qui doit inventer sa manière de se comporter, n'y manifeste

---

[15] A. Binet et Th. Simon. Nouvelle théorie psychologique et clinique de la démence. *Année psych.* 1909. - Les principaux états mentaux de l'aliénation. *Année psych.* 1910.

[16] Cf. Th. Simon. L'examen des aliénés par des tests de niveau mental. *Laboratoire et Psychiatrie*, Coueslant édit., Cahors. Janv. et mars 1937 et surtout mars 1938. (note de 1945)

pas moins d'originalité : l'erreur volontaire est autre que l'erreur pathologique.

4. - Le domaine qui a provoqué les études les plus nombreuses, est certes celui qui concerne les enfants et les écoles.

La première application qui s'est présentée a bien entendu été celle-là même pour laquelle l'échelle avait été construite, à savoir la détermination des enfants dont la pauvreté d'intelligence exigeait le placement soit dans des classes spéciales soit dans des internats. Tandis qu'en France même les règles que nous formulions à cet égard avec Binet[17] n'étaient que peu suivies, partout à l'étranger notre méthode était admise. Tous les laboratoires américains notamment l'apprennent et l'étudient. Il n'entre plus d'enfants arriérés dans un établissement spécial que leur intelligence ne soit mesurée de cette façon. La constatation d'intelligences peu douées conduit à la multiplication de classes ou d'écoles qui leur sont consacrées. Elle décharge ainsi les classes habituelles des retardataires qui les alourdissent. Elle fournit à ceux-ci une éducation qui leur convient mieux. Elle diminue leur retard.

Puis, surtout, presque immédiatement, le problème revêt une forme pratique plus importante et une étendue insoupçonnée. Notre méthode d'examen ne tardait pas, en effet, à recevoir en Amérique une autre curieuse application. Elle était employée à découvrir les sujets dont l'intelligence brillante semblait annoncer un avenir précieux. On essayait de la faire servir, non seulement aux êtres qu'une hérédité malheureuse oblige à une tutelle spéciale, mais encore à déceler les enfants surnormaux appelés à devenir les forces vives de la nation.

Pourquoi donc ne réunirait-on pas en effet, comme tout à l'heure les retardés, ces avancés dans des classes qui leur seraient réservées, mais où les maîtres, assurés de la vivacité de leur esprit, de leur promptitude à saisir le sens de leurs paroles, pourraient brûler les étapes ? C'est l'idée qui a présidé à l'établissement des classes dites d'élite. Tentative audacieuse dans sa réalisation.

Tout un chapitre d'un volume de Terman sur l'intelligence des écoliers est consacrée à ces sujets d'élite[18]. Sa lecture fait impression. L'avance constatée au premier examen a été retrouvée dans les examens ultérieurs. Ensuite Terman montre nettement que les enfants à quotient

---

[17] A. Binet et Th. Simon. *Les enfants anormaux*. Colin, édit. Paris.
[18] Lewis M. Terman. *The intelligence of school children*. New-York, 1919.

d'intelligence élevé sont méconnus et maintenus dans des cours trop bas, à l'inverse des inintelligents placés dans des cours au-dessus de leur capacité. Il montre aussi que ces enfants à quotient d'intelligence élevé ne fournissent pas seulement un degré supérieur d'instruction, mais qu'ils représentent également une élite physique et fréquemment une élite de caractère et notamment de volonté. Ils appartiennent, d'autre part, à des familles particulièrement saines, - constatation que je signale en passant aux eugénistes comme un nouvel argument pour l'action qu'ils poursuivent. Il s'en rencontre enfin dans les deux sexes ; et, ce qui fera plaisir aux féministes, l'intelligence naturelle des filles ne paraît pas - depuis qu'on peut la mesurer - s'être révélée inférieure à celle des garçons.

L'Allemagne, qui a essayé, pour l'admission d'enfants dans ses écoles primaires supérieures, des tests de même ordre, a constaté des faits analogues.

Chez nous il a été un instant vaguement question de recruter de cette façon les boursiers des lycées ou même de n'ouvrir l'enseignement secondaire et l'enseignement supérieur, qu'aux intelligences qu'un examen montrerait aptes à continuer de s'y développer. Ce n'est toutefois jusqu'ici qu'un vœu, c'est à peine une question à l'étude.

5. - Les mêmes pays, au contraire, qui ont réalisé déjà des classes d'arriérés et des classes d'élite, proposent encore d'appliquer les mêmes méthodes à l'orientation professionnelle. Il paraît, en effet, probable qu'il y a pour chaque profession un degré minimum d'intelligence qui y est nécessaire[19], et j'ai fourni moi-même à cet égard quelques chiffres malheureusement très étiques.

6. - Ai-je besoin enfin de rappeler - puisque la plupart des grands journaux ont signalé la chose - que l'armée américaine a eu recours à ces tests (ou tout au moins à des procédés qui en dérivent) pour la répartition de ses hommes lors de la mobilisation[20].

On nous a également parlé ces jours-ci de cas où, lors de la démobilisation, au contraire, des dispenses de diplômes ont eu lieu d'après le seul résultat d'examens de ce genre, - et permis, par suite, à des

[19] Th. Simon. La connaissance de l'enfant et l'orientation professionnelle. *Revue de l'Orientation professionnelle*. Mars 1921. - Cf. également, Les demandes des métiers. *Bulletin de la Soc. A. Binet*, février, mars 1923.

[20] Si l'on devait encore s'attacher à des questions de priorité, nous rappellerions que nous avions les premiers envisagé cette utilisation des tests dans l'armée. Mais à quoi bon !

hommes qui y ont d'ailleurs réussi, l'accès de carrières qui sans cela eussent été fermées pour eux.

Nous sommes donc en présence de tout un mouvement d'une extrême importance[21], puisqu'il ne tend à rien moins qu'à bouleverser notre connaissance et, par là, notre utilisation des valeurs humaines, afin de ne demander à chacun que ce qui peut lui être demandé, mais de le lui demander tout entier. Que cet instrument soit pour cela le seul qui convienne, je ne le pense absolument pas. Mais il est un modèle et il a donné l'élan. Il est le premier exemple d'une mesure directe de la valeur psychologique des individus. Il a assuré l'idée de l'inégalité des hommes sur une autre base qu'un sentiment vague. Il a permis de montrer son rôle universel et mis à même de jauger cette inégalité. Il a fait la conviction chez tous ceux qui l'ont pratiqué avec les précautions qu'il demande et sous le contrôle de laboratoires spéciaux. Au fur et à mesure que les essais se répétaient, apparaissait davantage la vanité des objections théoriques et spécieuses : que le génie sort toujours des rangs... ; que tel enfant qui promet peut devenir un fruit sec... Toutes ces objections, que notre paresse oppose à tout changement, étaient balayées par les faits. Et sans doute y a-t-il dans l'emploi de ces procédés un certain engouement et peut-être des risques. Sans doute convient-il surtout d'apporter à leur emploi de la prudence, de la méthode, de l'attention, mais probablement y aurait-il plus de risques encore à ne pas y avoir recours et à ne pas travailler dans la voie qu'a tracée Binet.

Septembre 1921.

Th. Simon

---

[21] Pour une bibliographie complète jusqu'en 1918. Cf. *Psychological tests revised and classified bibliography*. David Mitchem, et Georgie J. Ruger. Bureau of educational experiments. New-York, 1918. 112 pages, 1.428 n^{os}.

À propos du test « Binet & Simon » par P. Rozencwajg

Le test Binet-Simon a été construit autour de deux idées simples et géniales qui ont fait sortir l'évaluation de l'intelligence de l'impasse où elle se trouvait à la fin du 19ème siècle.

La première idée est la conception de situations permettant d'évaluer des processus complexes alors qu'on ne savait évaluer que des processus élémentaires.

La deuxième idée est d'avoir imaginé que ce qu'un enfant de 3 ans sait faire est moins « intelligent » que ce que sait faire un enfant plus âgé ; les tâches sont donc hiérarchisées selon l'âge. Pour être caractéristique de l'intelligence d'un enfant de 6 ans, un item doit être encore échoué par une majorité d'enfants de 5 ans, réussi par presque tous les enfants de 7 ans et par environ 50% des enfants de 6 ans. La liste des items est ainsi clairement structurée en fonction de l'âge moyen auquel ils sont réussis, de 3 ans à 15 ans (et une série de cinq items pour l'âge adulte). Ces normes d'âge permettent le calcul d'un âge mental. Par exemple, un enfant de 12 ans devrait être capable de résister à une suggestion de lignes, de loger trois mots en une phrase, de trouver plus de 60 mots en 3 minutes, de définir des mots abstraits et de deviner le sens de phrases en désordre. Quelque soit son âge chronologique, un enfant qui réussit les items caractéristiques de 12 ans a un âge mental de 12 ans. C'est par cette méthode que Binet et Simon construisent l'Echelle Métrique de l'Intelligence.

Le test Binet-Simon présente également quatre autres caractéristiques, qui sont peut-être un peu moins connues : la qualité des observations, la diversité des situations, l'originalité et une grande humanité.

À côté de la réussite ou de l'échec d'un item sont en effet notés par les auteurs des commentaires qui éclairent la qualité de la réponse de l'enfant de façon détaillée. Ces remarques qualitatives témoignent un siècle plus tôt de connaissances très actuelles en psychologie cognitive qui dépassent largement la simple évaluation globale d'un âge mental.

Par exemple, sont analysées les erreurs des enfants lors de la répétition de chiffres et l'on peut reconnaître des phénomènes bien connus aujourd'hui d'effet de récence (les derniers chiffres sont mieux retenus car encore présents en mémoire à court terme) mis en évidence dans les courbes sérielles ou de fonctionnement exécutif (certains enfants ne peuvent s'empêcher de donner des suites de chiffres correspondant à l'ordre naturel).

Dans une tâche de fluidité verbale, est analysée la nature des mots donnés par l'enfant. On peut alors reconnaître des concepts liés à l'organisation de la mémoire à long terme.

Le fait de distinguer l'évolution génétique de la définition des mots concrets, par l'usage (à 6 ans), et supérieurement à l'usage (à 9 ans), relève également d'une intuition sur ce que l'on sait aujourd'hui sur la catégorisation, schématique versus taxonomique.

Cette définition de mots concrets est bien distinguée génétiquement de celle de mots abstraits (12 ans). Or, des travaux récents de neuropsychologie montrent l'existence d'une asymétrie hémisphérique dans le traitement de ces deux types de mots.

À 9 ans, le test « rendre sur 20 sous » est très ingénieux. L'enfant, pour le réussir est en fait contraint, par les sous qui sont à sa disposition, à mettre en œuvre une stratégie additive de décomposition (16=10+6). Encore une fois, de façon complètement implicite il est vrai, cette situation renvoie aux stratégies actuellement observées dans les additions.

La deuxième caractéristique du Binet-Simon est sa grande diversité. Le test fait bien la différence entre une mémoire stricte à travers la répétition de chiffres et une mémoire de mots où les auteurs soulignent que « grâce à la suggestion d'idées, la mémoire brute est triplée » (Binet et Simon, 1908). Ils notent également qu'il y a peu de différence de mémoire brute entre 7 et 12 ans, malgré l'immense différence intellectuelle qui sépare ces deux âges. Cette remarque est particulièrement intéressante si on la replace dans le contexte actuel de la recherche où cette mémoire est supposée expliquer une part très importante du développement cognitif. Par contre, être capable de rappeler la « pensée d'Hervieu » qui nécessite une compréhension verbale fine, est située à l'âge adulte.

Il est clair que pour Binet et Simon, la fonction de jugement, de sens critique, était primordiale. Par exemple, le test de critique de phrases absurdes à 10 ans était pour eux un des tests qui laissent le mieux voir l'intelligence d'un enfant. Ou encore, le test de compréhension est l'épreuve qui éprouve le mieux l'intelligence : « Ne pas connaître la date du jour, ne pas pouvoir réciter des mois, sont des erreurs excusables, qu'il est permis de mettre sur le compte de la distraction ou de la culture. Les questions de compréhension dissipent tous les doutes. Nous nous souvenons d'un enfant qui était très lent à répondre, comme engourdi ; il prévenait mal en sa faveur par une figure sans expression ; il ne savait pas quel jour on était, quel était le jour après dimanche, et il avait dix ans et demi ; comme lecture, il en était encore à syllaber. Quand on lui posa cette question : Pourquoi doit-on juger une personne d'après ses actes plutôt que d'après ses paroles ? Il sut trouver la réponse suivante : Parce que les paroles ne sont pas bien sûres, et que les actes sont plus sûrs. Cela suffit, notre religion était éclairée, cet enfant-là n'était pas aussi bête qu'il en avait l'air » (page 51).

Quant à la situation de suggestion de lignes, elle évoque les travaux sur le contrôle métacognitif.

La troisième caractéristique du test est son originalité. Certaines situations innoveraient paradoxalement l'évaluation de l'intelligence.

Par exemple, dans le test de description de gravures, on peut voir un homme et une femme sur un banc mais leur attitude sur le banc et leurs vêtements, l'ambiance triste de la gravure, laissent à penser que ces personnes sont malheureuses (cf. Figure 1). La réponse est analysée à travers le diagnostic de trois niveaux intellectuels différents selon la réponse fournie par l'enfant.

1° Réponses par énumération. Niveau de trois ans. Ces réponses sont les plus élémentaires. Le jeune enfant énumère isolément les personnages et les objets qu'il reconnaît dans la gravure.

2° Réponses par description. Ces réponses sont du niveau de sept ans. Au lieu d'une simple énumération, on a une liaison entre les mots et donc des phrases comme « un Monsieur et une Dame qui dorment sur un banc ».

3° Réponses par interprétation (15 ans). Le commentaire dépasse ici le tableau visible ; il y a recherche de causes et souvent une note émotionnelle, de tristesse ou de sympathie. « Ce sont des malheureux qui sont assis sur un banc, et qui n'ont pas de domicile pour aller se coucher » ou encore « C'est la nuit, des malheureux ».

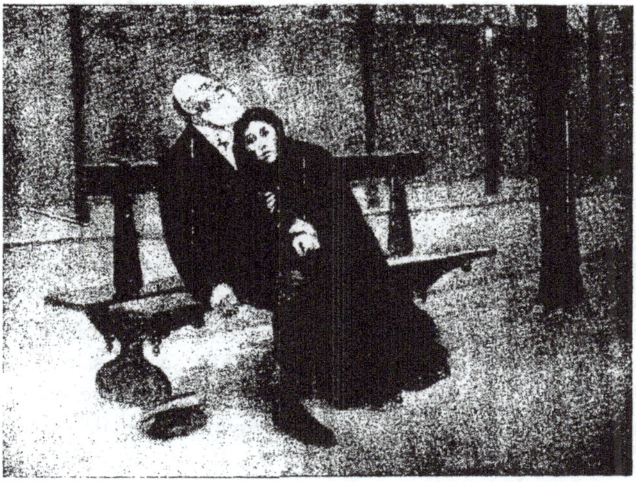

Figure 1 : Exemple de description de gravure (page III du manuel)

On voit que pour Binet et Simon, l'intelligence n'était pas déconnectée de l'émotion et qu'en cela ils étaient une fois de plus un siècle en avance. On connaît en effet actuellement un intérêt important pour ce qu'on appelle l'intelligence émotionnelle ainsi que pour les relations entre émotion et cognition, y compris chez les expérimentalistes. Une remarque de Lemaire (1999) est de ce point de vue assez représentative de ce changement. Lemaire explique en effet les raisons épistémologiques qui ont conduit jusqu'alors à ne pas étudier les émotions : « Les psychologues cognitivistes se sont d'abord focalisés sur l'étude des processus cognitifs fondamentaux. Ils devaient simplifier au maximum les situations expérimentales pour conduire cette étude rigoureusement et systématiquement. Laisser les émotions jouer aurait semé la confusion et n'aurait pas permis d'analyser précisément les processus cognitifs. Les psychologues ont donc cherché à neutraliser les émotions dans les contextes expérimentaux ou dans les tâches cognitives étudiées. Neutraliser les émotions permettait une étude précise des processus cognitifs. Cette démarche était, dans un premier temps, tout à fait louable. En science, pour bien connaître son objet, il faut l'isoler et étudier systématiquement les facteurs qui l'affectent (souligné par nous)» (page 469).

Cette conception comme nous le verrons plus loin est fondamentalement élémentariste au sens que Reuchlin (1995) donne à ce terme, conception dont Reuchlin s'écarte radicalement considérant au contraire qu'il faut voir le fonctionnement intellectuel d'emblée comme une structure complexe de relations. Par exemple, dans le domaine des différences individuelles à l'école, « un comportement qui différencie les enfants à l'école ne peut être décrit et par la même expliqué qu'en l'insérant dans une structure d'autres variables différenciatrices parmi lesquelles peuvent se trouver d'autres variables scolaires, des variables cognitives et conatives se manifestant en dehors du cadre scolaire, des variables biologiques et des variables environnementales » (Reuchlin 1991, page 10). Pour Reuchlin (ibid.), « il est sans doute vain de rechercher *la* variable élémentaire singulière expliquant 'toutes choses égales par ailleurs' un fonctionnement complexe en situation habituelle. La relation bivariée entre une variable élémentaire et un processus complexe comme le sont ceux qui régissent les acquisitions scolaires ne s'établit pas nécessairement du « bas » (l'élémentaire) vers le « haut » (le complexe). Cette relation peut changer lorsque changent de valeur d'autres variables liées aux deux variables considérées. Ces autres variables peuvent certes être maintenues constantes par une sélection des conditions d'expérience ou une sélection des sujets. Mais on ne sait plus alors dans quelle mesure les résultats ainsi obtenus restent valables pour les conditions changeantes et pour les sujets différents des situations habituelles, scolaires notamment ».

La quatrième caractéristique est l'humanité qui transpire des instructions du test. Les conditions de validité de l'examen psychologique sont dictées dans le manuel par un souci constant de l'enfant. On peut reconnaître sans qu'ils soient nommés les concepts de neutralité bienveillante et de standardisation.

Binet et Simon avaient bien conscience que ces conditions étaient indispensables pour éviter un biais de la mesure. Binet et Simon n'envisageaient un examen psychologique que face à l'enfant, un enfant « non anonyme » (expression reprise de Martin, 2005).

« On accueillera le sujet avec affabilité ; on le rassurera par un ton aimable ; on s'efforcera qu'il n'éprouve pas un sentiment paralysant de gêne ; on évitera toute allure trop sévère. Faute de ces précautions, l'examen le mieux conduit pourrait être vicié dans ses résultats » (page 10).

Des commentaires cliniques sont également donnés sur les critères de départ et d'arrêt. « Nous commençons généralement un examen de niveau par la question la plus clinique, celle avec laquelle on lie connaissance avec l'enfant, la demande du nom de famille (...) Il vaut toujours mieux, après cette question d'identité, commencer par des questions au voisinage du niveau supposé. Les questions d'emblée trop difficiles découragent l'enfant et peuvent provoquer un silence obstiné. Des questions trop faciles le portent à se moquer et le disposent peu à faire attention ».

Cette bienveillance dans l'examen ne fait pas oublier aux auteurs la standardisation : « l'encouragement ne doit être que dans le ton de la voix, ou dans des mots vides de sens et qui servent seulement d'excitant » (page 12). Il est précisé que « pour qui n'est pas familiarisé avec ce genre d'études, la période d'initiation devrait durer au moins cinq séances de deux heures chacune, qui porteraient sur un total d'une vingtaine d'enfants environ ».

L'esprit clinique de l'examen est toujours en éveil : « Quelquefois, on peut supposer qu'une erreur est un lapsus. Qu'on se taise encore, mais pour s'en assurer, on reprendra l'épreuve après en avoir exécuté quelques autres. Il ne faut pas se borner à enregistrer comme un automate ».

Le manuel du test de Binet-Simon mérite d'être lu ou relu, en étant armé des connaissances actuelles sur le développement cognitif de l'enfant. Le chercheur attentif sera étonné de constater à quel point, un siècle plus tôt, l'observation clinique a pu suggérer des hypothèses encore valides aujourd'hui.

Qu'en est-il de l'évaluation de l'intelligence aujourd'hui ? Comment a-t-elle évolué ?

Tout d'abord, le test Binet-Simon n'a pas eu en France le succès qu'il a eu par contre aux Etats-Unis (Huteau, 2005). C'est seulement en 1966 que Zazzo permet l'utilisation du test Binet-Simon en France (Nouvelle Echelle Métrique de l'Intelligence : NEMI) mais cette dernière sera en partie éclipsée par l'échelle de Wechsler pour enfants éditée en France en 1958 (WISC). Aujourd'hui, la NEMI n'est plus utilisée par les psychologues car son étalonnage date de 1966. Néanmoins, elle est toujours enseignée dans la formation des psychologues scolaires de l'Université de Paris 5 et une nouvelle version, la NEMI-2, réalisée par Georges Cognet, coordonnateur de la formation DEPS de Paris 5, devrait paraître en octobre 2006. On peut espérer que cette nouvelle version, actualisée, fera de nouveau vivre le test Binet-Simon.

Au cours de ce dernier siècle, l'évaluation de l'intelligence peut être catégorisée selon trois grandes approches : globale, factorielle et processuelle (Huteau et Lautrey, 1999).

Wechsler, en construisant ses échelles pour adultes puis pour enfants, est un des héritiers du Binet-Simon. Binet comme Wechsler appartiennent tous deux à ce qu'on appelle *l'approche globale de l'intelligence*. Dans cette approche, le sujet, perçu « dans son entier », est au centre de l'évaluation. Les échelles de Wechsler sont le prototype de ce type d'approche. Elles sont surtout utilisées par les psychologues cliniciens lors d'un bilan psychologique (Bourgès, 1984 ; Arbisio, 2003 ; Emmanuelli, 2004). Même si une note globale est calculée (le QI), les différents subtests sont analysés de façon approfondie à travers la dispersion des scores quantitatifs, ainsi que les items à partir d'une analyse qualitative des réponses du sujet. Les différents éléments du fonctionnement sont mis en perspective pour comprendre le sujet dans sa globalité, d'où le terme d'approche globale qui ne se confond pas avec une vision unitaire de l'intelligence. C'est une approche plurielle de l'intelligence qui est au contraire recherchée.

Pour Grégoire (2004), « les notes standard sont le fruit de processus complexes et de la combinaison d'aptitudes diverses. Par conséquent, les facteurs potentiellement responsables d'une faible performance aux subtests sont nombreux et souvent difficiles à identifier. Sur la base d'une faible note standard, il est impossible de déterminer la cause de ce résultat. Pour comprendre la faiblesse de certaines performances, il est nécessaire de repérer les covariations entre les notes standard » (page 218). Ces covariations permettent de formuler des hypothèses d'interprétation.

L'analyse d'un protocole de WISC demande donc une formation approfondie et une grande expérience. Cette richesse du test peut paraître une faiblesse du fait de la difficulté d'analyse. Pour les praticiens, la compréhension de l'adaptation dans la vie quotidienne nécessite de se confronter à des situations complexes. Néanmoins, l'identification explicite des processus dans les tâches complexes permettrait de formuler des hypothèses plus précises (Rozencwajg, 2005).

Parallèlement à cette approche globale, s'est développée à la même époque que Binet, *une approche factorielle de l'intelligence*. Dans cette approche, l'évaluation est centrée sur les variables (les tests) et leur organisation, leur structure factorielle. Celle-ci est déduite de l'analyse statistique des relations entre les performances dans les tests. L'approche factorielle correspond à une conception plus différenciée de l'intelligence, même si l'histoire a commencé avec Spearman (1904) par la recherche d'un facteur commun à un vaste ensemble de variables (psychophysiques, cognitives et scolaires) interprété par Spearman comme un facteur général d'intelligence qui « correspondrait à la capacité à établir et à appliquer des relations et il serait déterminé par la quantité d'énergie nerveuse dont disposerait l'individu » (Huteau et Lautrey, 1999, page 32).

Puis Thurstone (1938) met en évidence plusieurs facteurs relativement indépendants rendant compte chacun d'un certain nombre de tests, qu'il interprète comme des aptitudes indépendantes appelées aptitudes primaires.

A partir de là s'est engagée la polémique bien connue entre Spearman et Thurstone sur la structure de l'intelligence : est-elle unidimensionnelle ou multidimensionnelle ?

Les modèles factoriels hiérarchisés ont permis d'intégrer ces deux conceptions. Quand on fait une analyse factorielle d'une batterie de tests d'intelligence, on retrouve les facteurs primaires. Toutefois ces facteurs sont corrélés entre eux d'où sont déduits les facteurs de second ordre, plus généraux.

Le modèle hiérarchisé de Horn et Cattell (1966) est le plus utilisé. Il comporte cinq facteurs de second ordre dont les deux plus importants sont l'intelligence fluide (Gf) et l'intelligence cristallisée (Gc).

Gf concerne la résolution de tâches nouvelles, non familières; les tests d'induction sont très saturés dans ce facteur ; l'intelligence fluide est celle qui est en jeu dans les situations où très peu de connaissances sont nécessaires et où c'est l'efficience des mécanismes de raisonnement eux-mêmes qui est évaluée ; Gc concerne la résolution de tâches où les connaissances antérieures reflètent l'éducation et l'expérience. Les tâches verbales sont très saturées dans ce facteur. L'intelligence cristallisée est celle qui s'appuie sur l'organisation des connaissances en mémoire. Gustafsson (1984) a montré que les tests qui saturent Gf sont très proches de ceux qui saturent le facteur *g* de Spearman. Le modèle de Caroll (1993) a ensuite intégré le modèle de Horn et Cattell en montrant qu'il admettait en outre un facteur général au sommet de la hiérarchie. Dans la littérature internationale, ce modèle est maintenant appelé CHC (Cattell-Horn-Carroll).

Spearman et Wechsler ont un point commun dans leur conception de l'évaluation de l'intelligence : éviter que les tests soient redondants. Pour créer un facteur, il suffit en effet d'introduire deux tests corrélant fortement entre eux. Si Spearman n'avait pas trouvé de facteurs de groupe à son époque, c'est notamment (en dehors des raisons dues aux techniques factorielles utilisées et à l'échantillonnage des sujets) parce qu'il prenait soin de retirer de sa batterie deux tests qui se ressemblaient trop. De même, pour Wechsler, la recherche de corrélations modérées était la base d'une bonne échelle d'intelligence : « Selon lui, un test d'intelligence où le facteur g détermine une trop grande part de la variance des scores n'est pas intéressant car il ne prend pas en compte la large gamme des aptitudes qui interviennent dans nos comportements adaptatifs. Un bon test d'intelligence globale devrait inclure des épreuves dont les intercorrélations sont modérées » (Grégoire, 2004, page 152).

Les deux outils statistiques pour évaluer l'intelligence générale, sont néanmoins différents : le QI et le facteur général. Le QI est une somme équipondérée des performances : chaque épreuve a le même poids dans le QI. Le facteur *g* quant à lui est la variable factorielle commune aux différentes épreuves de la batterie de tests ; il est le meilleur résumé des différentes épreuves, ce qui revient à faire une somme pondérée des variables (Lautrey, 2005a). Wechsler a trouvé dans le facteur général la justification théorique du calcul du QI. Selon Grégoire (2000), le QI n'est qu'une évaluation assez grossière du facteur *g*, puisqu'il est aussi déterminé par d'autres facteurs et que de ce fait, « l'intelligence générale est le résultat de l'interaction d'un grand nombre de facteurs alors que le facteur *g* n'est que l'un de ceux-ci, le plus important sans doute, mais pas le seul » (p.17).

Le facteur *g* a plus récemment été l'objet de recherches sur son interprétation. D'abord considéré comme de l'énergie mentale, puis comme du raisonnement par Spearman (Raven, élève de Spearman, a construit le prototype du test de facteur *g* : les Matrices de Raven), les processus de mémoire de travail sont aujourd'hui considérés comme les plus prometteurs pour mieux comprendre les processus fondamentaux de l'intelligence (Lautrey, 2005b). Une tâche sera qualifiée de mémoire de travail si le sujet doit stocker un certain nombre d'informations tout en réalisant certains traitements.

Les travaux de Colom et al. (2004) sont évocateurs de cette évolution : "Si l'on considère les trois études reportées dans cet article, la saturation en *g* de la variable latente de mémoire de travail est d'environ .96. C'est pourquoi, la mémoire de travail est (presque) parfaitement prédite par *g* » [notre traduction] ou encore Sü et al. (2002) indiquent dans leur résumé : « Les résultats montrent que la capacité générale de mémoire de travail est très liée à l'intelligence générale » [notre traduction].

Le premier travail a été publié en 1990 par Kyllonen et Christal. Les auteurs ont mis en relation différentes épreuves de mémoire de travail et de raisonnement. Les tests de raisonnement ont des supports variés : verbal, visuo-spatial et numérique. Les tests de raisonnement ont été choisis car ils sont les plus saturés en facteur *g* (Gustafsson, 1984). Les auteurs extraient deux facteurs : un facteur commun aux épreuves de raisonnement et un facteur commun aux épreuves de mémoire de travail. La corrélation entre ces deux facteurs varie entre .80 et .88 selon les analyses factorielles confirmatoires réalisées. Kyllonen et Christal en concluent que l'aptitude au raisonnement pouvait, à peu de choses près, être assimilée à la capacité de mémoire de travail.

L'ensemble des travaux de Colom et al. (2004), Sü et al. (2002) et Kyllonen et Cristal (1990) montrent effectivement le caractère central de la mémoire de travail dans le fonctionnement cognitif, du moins la relation étroite entre le facteur général et la mémoire de travail.

De nombreux travaux montrent par ailleurs l'amélioration du fonctionnement de la mémoire de travail par la vitesse de traitement : plus le sujet traite rapidement les informations, plus il soulage sa mémoire de travail et devient performant. Par exemple, « chez les personnes âgées, un ralentissement de la vitesse articulatoire entraîne une réduction de la quantité d'informations stockées dans la boucle phonologique » (Grégoire, 2004, page 113).

Les trois concepts de Gf, de mémoire de travail et de vitesse de traitement sont donc aujourd'hui fortement rapprochés. La description que donne Grégoire (2004) du test des Matrices en procure un résumé : « Les matrices sollicitent la mémoire de travail. Le sujet doit gérer plusieurs tâches en même temps : mémoriser les règles déjà identifiées, chercher la présence d'autres règles et coordonner les différentes règles. La gestion efficace de la mémoire de travail est favorisée par la vitesse de traitement. La vitesse d'identification des règles est un facteur favorable à la résolution des items des matrices » (page 232).

Les modifications importantes apportées à l'édition française de la quatrième version de l'échelle d'intelligence pour enfants de Wechsler (2005) semblent s'être conformées à l'évolution récente de ces travaux sur l'intelligence (Rozencwajg, 2006, à paraître). L'approche globale de Wechsler est devenue avec le WISC-IV une approche factorielle où l'intelligence, outre le QI Total, mesure quatre dimensions évaluées à travers quatre indices factoriels : l'Indice de Compréhension Verbale qui s'apparente à Gc, l'Indice de Raisonnement Perceptif qui s'apparente à Gf, l'Indice de Mémoire de Travail et l'Indice de Vitesse de Traitement.

Il existe également une troisième grande approche de l'intelligence, mais qui reste à ce jour en grande partie dans le domaine de la recherche. C'est *l'approche processuelle de l'intelligence* dans laquelle, contrairement aux deux approches précédentes, globale et factorielle, on cherche à savoir comment la performance a été obtenue à travers l'identification des processus de résolution. Cette approche processuelle a commencé dans les années 70 avec une approche corrélationnelle où l'on recherchait la corrélation entre un processus élémentaire et la tâche complexe. Puis elle a été suivie par une approche composantielle où la tâche complexe est découpée en tâches élémentaires qu'on appelle les composantes. Enfin, dans une troisième approche processuelle, on cherche à analyser les processus directement sur le test, dans la tâche complexe, sans la décomposer en tâches élémentaires.

L'approche structurale de Reuchlin (1995) montre ce « va et vient » entre approches globale et élémentariste dans l'histoire de la psychologie. Il propose une alternative à ces deux approches, globale et élémentariste. Pour lui, chacune des fonctions isolées ne prend son sens que si elle est considérée par l'ensemble des fonctions assurant l'adaptation. Il souligne l'importance des variables contextuelles liées à l'environnement social du sujet et à ses états émotionnels.

L'approche intégrative de l'intelligence (Rozencwajg, 2005) se situe dans l'approche structurale de Reuchlin. En effet, le fonctionnement est considéré comme un ensemble de fonctions en interaction (cognitives, conatives, environnementales). L'objectif est d'appréhender le sujet dans sa globalité. La méthode privilégiée consiste à identifier les différents aspects de ce fonctionnement au sein de tâches complexes par l'analyse des stratégies (cf. Figure 2). La conduite est appréhendée à travers l'analyse qualitative des stratégies de résolution de problèmes, qui nécessite des connaissances et la mise en œuvre de traitements, sur la base des représentations que le sujet se fait du problème. Ces stratégies, et leur évolution avec l'âge, sont identifiées dans des tâches relativement complexes, les tests d'intelligence, en référence aux travaux de Binet. Cette approche s'inscrit dans une approche intégrative de l'individu qui implique qu'il n'est pas recherché un facteur unique de l'adaptation, que l'adaptation soit scolaire, professionnelle ou simplement quotidienne. Au contraire, la conduite est considérée comme un ensemble de fonctions cognitives qui interagissent.

Les tâches, qui sont au départ des tests d'intelligence, sont remaniées expérimentalement afin de contrôler les informations traitées par le sujet, compte tenu des connaissances en psychologie cognitive. Elles ont été conçues également dans le but de permettre la mise en évidence des variations inter et intra individuelles, c'est à dire la vicariance des stratégies et des processus (Reuchlin, 1978). Leur troisième caractéristique est de rester des tâches complexes de résolution de problèmes (Binet et Simon, 1908 ; Richard et Zamani, 1996). Enfin, d'un point de vue méthodologique, elles doivent être capables de permettre la mise en évidence des processus cognitifs qui sous-tendent la réponse du sujet.

L'analyse qualitative des scores dans les tests d'intelligence peut contribuer à mettre en évidence des vicariances, des moyens de faire autrement, notamment quand les ressources déclinent comme dans le vieillissement. La pluralité des processus existant dans une tâche complexe offre la possibilité au sujet, âgé ou jeune, de compenser ses faiblesses par l'utilisation d'un autre processus, de faire autrement pour aboutir à une même performance.

La méthodologie de cette approche intégrative est présentée sous forme de schéma général en figure 2.

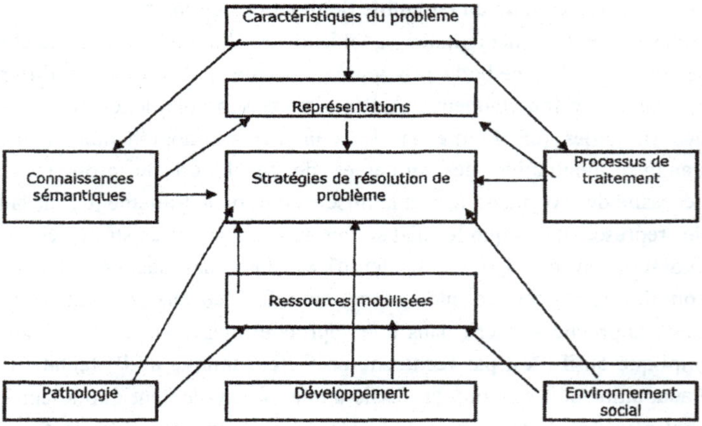

Figure 2 : Méthode d'identification des stratégies (Rozencwajg, 2005)

Une stratégie peut se définir par deux éléments principaux : 1/ la représentation que le sujet construit à partir de la perception de la situation (le stimulus : les caractéristiques du problème) et à partir de ses connaissances en mémoire à long terme. Selon les tâches, la part des connaissances antérieures est plus ou moins importante ; 2/ les opérations cognitives qui traitent ces représentations. Ces opérations ont une organisation qui est liée à la façon dont le sujet s'est représenté le stimulus. L'hypothèse générale qui sous-tend les différentes recherches est que le système cognitif du sujet contraint les stratégies de trois points de vue : 1/ ses connaissances (organisation et format des connaissances en mémoire à long terme) ; 2/ ses capacités de traitement de l'information (capacités d'abstraction, d'imagerie mentale, de mémoire de travail, d'inhibition) ; 3/ ses préférences de traitement de l'information (styles cognitifs : dépendance / indépendance à l'égard du champ ; réflexivité / impulsivité). Les stratégies nécessitent la mobilisation de ressources. Les stratégies ne sont donc pas étudiées seulement pour elles-mêmes mais avec l'objectif de comprendre le système cognitif plus largement. Trois facteurs externes influencent ces stratégies : le développement, la pathologie et l'environnement social.

Cette méthodologie a été notamment appliquée à plusieurs épreuves des échelles de Wechsler, ce choix étant motivé par le fait que les échelles de Wechsler sont particulièrement utilisées dans la pratique et la recherche, aussi bien en France que dans le monde, et que ce sont des tâches complexes.

L'approche intégrative espère contribuer à faire vivre les idées qui sont au coeur de l'évaluation chez Binet. Les connaissances de l'époque, aussi bien en statistique qu'en psychologie cognitive, ne pouvaient lui permettre d'objectiver les nombreuses intuitions qu'il a eues sur l'intelligence grâce à ses observations cliniques. Mais les deux principes fondateurs de Binet restent vrais dans l'approche intégrative : la méthodologie des stratégies place le sujet au centre de l'évaluation et cela, dans des tâches complexes qui permettent de préserver la dynamique du fonctionnement intellectuel.

Paulette Rozencwajg
Maître de Conférences HDR en psychologie différentielle
Université de Paris V – René Descartes.
Institut de psychologie
Laboratoire *Cognition et comportement* FRE CNRS 2987
71, avenue Edouard Vaillant
92774 Boulogne-Billancourt Cedex, France.

Références citées dans le texte

Arbisio, C. (2003). *Le bilan psychologique avec l'enfant. Approche clinique du WISC-III.* Paris : Dunod.

Binet, A., & Simon, T. (1908). Mémoires originaux. Le développement de l'intelligence chez les enfants. *L'Année Psychologique 14,* 1-94.

Bourgès, S. (1984). *Approche génétique et psychanalytique de l'enfant.* Tome 1. Paris : Delachaux et Niestlé.

Carroll, J.B. (1993). *Human Cognitive Abilities.* Londres : Cambridge University Press.

Colom, R., Rebello, I., Palacios, A., Juan-Espinosa, M., & Kyllonen, P. (2004). Working memory is (almost) perfectly predicted by g. *Intelligence, 32,* (3), 277-296.

Emmanuelli, M. (2004). *L'examen psychologique en clinique.* Paris : Dunod.

Grégoire, J. (2000). *L'évaluation clinique de l'intelligence de l'enfant.* Paris : Mardaga.

Grégoire, J. (2004). *L'évaluation clinique de l'intelligence de l'adulte.* Paris : Mardaga.

Gustafsson, J. (1984). A unifying model for the structure of intellectual abilities. *Intelligence 8,* 179-203.

Horn, J.L., & Cattell, R.B. (1966). Refinement of the theory of fluid and crystallized. *Journal of Educational Psychology 57,* 253-270.

Huteau, M., & Lautrey, J. (1999). *Evaluer l'intelligence. Psychométrie cognitive.* Paris : PUF.

Huteau, M. (2005). La réception de l'échelle métrique de l'intelligence en France. In S. Nicolas et B. Andrieu (Eds.). *La mesure de l'intelligence* (pp. 44-72). Paris : L'Harmattan.

Kyllonen, P., & Christal, R. (1990). Reasoning ability is (little more than) working-memory capacity? *Intelligence, 14, (4),* 389-433.

Lautrey, J. (2005a). L'évolution du concept d'intelligence depuis Binet. In S. Nicolas & B. Andrieu (Eds.). *La mesure de l'intelligence* (pp. 73-91). Paris : L'Harmattan.

Lautrey, J. (2005b). La recherche des processus cognitifs caractéristiques de l'intelligence. In J. Lautrey et J.F. Richard (Eds.). *L'intelligence* (pp. 41-57). Paris : Hermès, Lavoisier.

Lemaire, P. (1999). *Psychologie Cognitive.* Paris, Bruxelles : De Boeck & Larcier.

Martin, O. (2005). Evaluation clinique et mesure statistique. In S. Nicolas et B. Andrieu (Eds.). *La mesure de l'intelligence* (pp. 127-155). Paris : L'Harmattan.

Reuchlin, M. (1978). Processus vicariants et différences individuelles, *Journal de Psychologie*, 2, 133-145.

Reuchlin, M. (1991). *Les différences individuelles à l'école.* Paris : PUF.

Reuchlin, M. (1995). *Totalités, éléments, structures en psychologie.* Paris : PUF.

Richard, J.F et Zamani, M. (1996). L'application des modèles de résolution de problèmes à l'analyse des tests. *Psychologie Française, 41,*77-88.

Rozencwajg, P. (2005). *Pour une approche intégrative de l'intelligence : Un siècle après Binet.* Préface de Michel Huteau. Paris : L'Harmattan.

Rozencwajg, P. (2006). Quelques réflexions sur l'évaluation de l'intelligence générale : Un retour à Binet ? *Pratiques Psychologiques, 3,* à paraître.

Spearman, C.E. (1904). General intelligence objectively measured and determined. *American Journal of Psychology 15,* 201-209.

Sü, H.M., Oberauer, K., Wittmann, W.W., Wilhelm, O., & Schulze, R. (2002). Working-memory capacity explains reasoning ability – and a little bit more. *Intelligence 30,* 261-288.

Thurstone, L.L. (1938). *Primary Mental Abilities.* Chicago University Press, Chicago.

Wechsler, D. (2005). *Manuel du WISC-IV.* Paris: ECPA.

Zazzo, R., Gilly, M., & Verba-Rad, M. (1966). *Nouvelle Echelle Métrique de l'Intelligence.* Paris : Colin.

PUBLICATIONS DE LA SOCIÉTÉ POUR L'ÉTUDE PSYCHOLOGIQUE DE L'ENFANT

Nos enfants et la guerre. Alcan, édit., 1917, 2 fr.

TH. SIMON. *Les deux premières années de l'enfant*. Bull. 108, 1 fr.

Feuilles pour l'examen de la vision des écoliers. La feuille, 0,05.

Feuilles pour la prise du niveau intellectuel d'un enfant.

EN PRÉPARATION :

V. VANEY. *Les classes pour enfants arriérés*. Nouvelle édition.

TH. SIMON et V. VANEY. *Barèmes d'instruction.*

Alfred BINET & Th. SIMON

LA MESURE
DU DÉVELOPPEMENT DE L'INTELLIGENCE CHEZ LES JEUNES ENFANTS

SOCIÉTÉ POUR L'ÉTUDE PSYCHOLOGIQUE DE L'ENFANT
36, rue de la Grange-aux-Belles
PARIS
—
1917

Ce que nous publions ici n'est qu'un exposé technique.

*Bien que ces tests aient soulevé, depuis leur apparition, quelques objections, la mesure de l'intelligence a été, sous cette forme, universellement appliquée et généralement reconnue pratique. Aussi n'avons-nous apporté aucune modification à la méthode elle-même. Notre collaborateur A. Binet n'étant plus là, nous aurions eu d'ailleurs scrupule à changer autre chose que la forme. Nous nous sommes bornés à alléger cet opuscule de toutes considérations générales et nous renvoyons les lecteurs qui désireraient des détails complémentaires aux différents articles que nous avons fait paraître sur ce sujet dans l'*Année psychologique *(Années 1905 et suivantes). Par quelques améliorations typographiques, nous avons essayé seulement de faire, de cette nouvelle édition, un instrument plus maniable.*

Th. S.

ECHELLE DES TESTS

Lorsqu'on veut se rendre compte du degré d'intelligence d'un enfant, on peut employer la méthode que nous allons exposer. Elle consiste à poser à l'enfant des questions précises, ou à lui faire faire de petites expériences. De nombreuses recherches entreprises avec ces tests, dans les écoles primaires principalement, ont montré quelles sont les épreuves que peut réussir un enfant normal d'un âge donné. En répétant ces tests avec un enfant, il sera donc facile de se rendre compte s'il donne des résultats égaux à ceux qu'on obtient habituellement d'enfants de son âge, ou s'il est en avance ou en retard.

On trouvera notre échelle de tests au verso de cette feuille, avec une disposition commode pour la prise d'une observation individuelle.

Il ne faut pas prendre à la lettre l'expression « adulte » qu'on y trouve employée et supposer que les tests placés sous cette rubrique indiquent le niveau d'un adulte. Suivant la classe de la société à laquelle ils appartiennent les adultes ont des niveaux d'intelligence bien différents : il n'existe donc pas un seul niveau d'adultes, mais plusieurs. Les tests indiqués ici expriment simplement un niveau qui est nettement plus élevé que celui de 15 ans.

Nom et prénoms .... *Date de l'examen* ....

Date de naissance .... *Age d'intelligence* ....

+ — ?	
	3 ans
	Montrer nez, œil, bouche.
	Répéter 2 chiffres.
	Enumérer une gravure.
	Donner son nom de famille.
	Répéter phrase 6 syllabes.
	4 ans
	Donner son sexe.
	Nommer clé, couteau, sou.
	Répéter 3 chiffres.
	Comparer 2 lignes.
	5 ans
	Comparer 2 poids.
	Copier un carré.
	Répéter phrase 10 syllabes.
	Compter 4 sous simples.
	Jeu de patience.
	6 ans
	Distinguer matin et soir.
	Définir par l'usage.
	Copier un losange.
	Compter 13 sous simples.
	Comparaisons esthétiques.
	7 ans
	Main dr., oreille g.
	Décrire une gravure.
	Exécuter 3 commissions.
	9 sous, dont 3 doubles.
	Nommer 4 couleurs.
	8 ans
	2 objets de souvenirs.
	Compter de 20 à 0.
	Lacunes de figures.
	Donner date du jour.
	Répéter 5 chiffres.

+ — ?	
	9 ans
	Rendre sur 1 fr.
	Définir supérieurement à l'usage.
	Reconnaître pièces de notre monnaie.
	Enumérer les mois.
	Questions faciles.
	10 ans
	Ordonner 5 poids.
	Deux dessins de mémoire.
	Critiquer phrases absurdes.
	Questions difficiles.
	3 mots en 2 phrases.
	12 ans
	Résister à une suggestion de lignes.
	3 mots en une phrase.
	Plus de 60 mots en 3 minutes.
	Définir mots abstraits.
	Deviner le sens de phrases en désordre.
	15 ans
	Répéter 7 chiffres.
	Trouver 3 rimes.
	Répéter une phrase de 26 syllabes.
	Interpréter une gravure.
	Problèmes de faits divers.
	Adultes
	Expérience de découpage.
	Reconstruire un triangle.
	Différences mots abstraits.
	Questions du Président.
	Pensée d'Hervieu.

INSTRUCTIONS GÉNÉRALES

CONDITIONS NÉCESSAIRES POUR UNE BONNE EXPÉRIENCE

1° Les expériences auront été préparées d'avance ; on aura sous la main, sans avoir besoin de le chercher, le petit matériel indispensable, papier, etc. Dans une bourse spéciale, on aura préparé toutes les pièces de monnaie qui sont nécessaires ;

2° On opèrera dans une pièce isolée et silencieuse, dans le bureau du directeur, par exemple, s'il s'agit d'une école ;

3° On sera seul avec l'enfant, ou du moins, car bien souvent ce tête-à-tête ne sera pas possible et l'on devra opérer soit devant des maîtres, soit devant les parents, on aura soin d'expliquer auparavant aux assistants qu'ils doivent observer un mutisme absolu et n'avoir qu'une attitude attentive, ne pas aider un embarras, ne pas juger, éviter, par exemple, tout sourire ironique si les réponses de l'enfant semblent s'y prêter ; ils doivent se composer un visage qui n'exprime que la bienveillance ;

4° On accueillera le sujet avec affabilité ; on le rassurera par un ton aimable ; on s'efforcera qu'il n'éprouve pas un sentiment paralysant de gêne ; on évitera toute allure trop sévère. — Faute de ces précautions, l'examen le mieux conduit pourrait être vicié dans ses résultats.

ORDRE DANS LEQUEL POSER LES QUESTIONS

Il n'est nullement nécessaire d'observer l'ordre hiérarchique, suivant lequel les questions sont disposées dans le tableau ci-devant. Nous commençons généralement un examen de niveau par la question la plus clinique, celle avec laquelle on lie connaissance avec l'enfant, la demande du nom de famille (Cf. p. 21). Avec notre méthode, la réponse obtenue prend aussitôt une signification. Donner son nom de famille est, en effet, de l'âge de trois ans. Et si, par exemple, on examine un déficient, un imbécile, on peut savoir déjà, dès sa première réponse, dans quelle partie de l'échelle on devra chercher la mesure de ses facultés.

Or, il vaut toujours mieux, après cette première question d'identité, commencer par des questions au voisinage du niveau supposé. Les questions d'emblée trop difficiles découragent l'enfant et peuvent provoquer de sa part un silence obstiné. Des questions trop faciles le portent à se moquer et le disposent peu à faire attention.

On remarquera que certaines épreuves servent, par des complications progressives, à des âges différents : ainsi les questions sur les images ou la répétition des chiffres... Ces épreuves sont très utiles pour déterminer rapidement la zone d'opération, et il y a avantage à les parcourir entièrement dès qu'on les aborde. Il est préférable, avec un enfant, de voir d'emblée pour chacune de ces questions, jusqu'où il peut aller. Au lieu de lui faire répéter deux chiffres, puis de passer à un autre exercice, puis d'essayer de nouveau trois chiffres, on épuisera donc la répétition de chiffres. Et il est préférable, également, pour un sujet de 15 ans, de ne pas commencer par la répétition de 7 chiffres, mais de 3, afin de l'accoutumer à ce genre d'épreuve.

D'une manière générale, on se laissera guider, soit par les toutes premières réponses de l'enfant, soit par la connaissance qu'on a de son âge réel. Il est préférable, quand on voit qu'une question est trop difficile, de revenir un peu en arrière. C'est par tâtonnements, mais en serrant de plus en plus l'examen, qu'on aboutira à trouver la limite où l'enfant décidément s'arrête.

Comment poser les questions, insister pour rompre un silence, accueillir les réponses de l'enfant. — *Recommandation essentielle : on ne doit rien modifier à la forme des questions posées.* On ne simplifiera pas, on ne changera aucun terme ; on ne substituera pas d'autres images à celles de notre texte, etc. On n'aidera pas non plus l'enfant par une explication supplémentaire qui pourrait le mettre sur la voie. Souvent, on est tenté de le faire : on s'inquiète, on se demande si l'enfant a bien compris. Vains scrupules ; le test est de telle sorte qu'on doit le comprendre. Donc, s'en tenir rigoureusement aux formules de l'expérience, sans addition ni retranchement. Le principal élément de leur valeur est d'avoir été éprouvées.

Il faut faire cependant tous ses efforts pour obtenir une réponse. L'interprétation en sera toujours plus aisée que l'appréciation d'un silence. Comment donc y réussir ? On rencontrera, en effet, parfois, des difficultés, surtout avec les enfants très jeunes et avec les écoliers timides. Les enfants de trois et quatre ans restent volontiers muets quand on les interroge. Quelques-uns se décident à faire de petits actes comme à montrer leur nez, mais ils ne veulent pas parler ; la parole semble leur coûter plus que le geste. L'intervention d'une directrice peut, dans ces conditions exceptionnelles, être utile. Si elle est intelligente, elle sait comment il faut parler à ce petit monde, pour rassurer et rendre bavard. Une petite caresse à l'un, une gronderie à l'autre et tout marchera bien. Dans tous les cas, l'encouragement ne doit être que dans le ton de la voix, ou dans des mots vides de sens et qui servent seulement d'excitant : « Allons ! Dépêchons-nous... Eh bien ? » On peut aussi répéter la question.

Enfin, deux points encore méritent notre attention :

En premier lieu, surtout lorsque la question pose un dilemme (montre ton oreille gauche, etc.), il arrive que l'enfant, ayant commencé sa réponse, la suspend ; il s'arrête, il nous interroge du regard ; il voudrait savoir notre avis. Suivant l'attitude que nous tiendrons alors, il achève, corrige, ou cherche autre chose. Il ne faut rien exprimer, il faut attendre ; c'est difficile.

En second lieu, éviter les mots : « Tu ne sais pas ? » lorsque l'enfant hésite. Si l'on commet la faute de les prononcer, l'enfant saute immédiatement sur la perche qu'ils tendent à sa paresse, et, s'il voit qu'on se contente d'un aveu d'ignorance, il ne cherche plus, il donne sa langue au chat, trop heureux qu'on le laisse désormais tranquille.

Maintenant, la réponse est acquise, s'en montrer satisfait, quelle qu'elle soit. Encourager sans cesse : « A la bonne heure ! Bien ! Très bien ! etc... ». Ne jamais critiquer, ne pas perdre son temps à faire la leçon. Il y a moment pour tout. On est ici pour juger le niveau de l'enfant, non pour l'instruire.

Quelquefois, on peut supposer qu'une erreur est un lapsus. Qu'on se taise encore, mais pour s'en assurer, on reprendra l'épreuve après en avoir exécuté quelques autres. Il ne faut pas se borner à enregistrer en automate.

NOTATION DES RÉPONSES

On aura un cahier et une feuille conformes au modèle ci-joint (Cf. p. 8).

On notera sur le cahier le détail des réponses. Il faut les écrire textuellement. On peut facilement le faire soi-même. Si on le préfère, on peut recourir à un secrétaire, mais il sera nécessaire, surtout dans les débuts, de le surveiller étroitement. — Voici, pour notre part, comment nous procédons : nous rappelons dans la marge, par quelques mots, le test éprouvé et nous inscrivons, en face, avec tous ses détails, la réponse de l'enfant.

Quant aux feuilles dont nous recommandons l'emploi, voici leur usage. Elles sont individuelles ou collectives. Elles portent, en colonne verticale, la liste des tests. On a ainsi cette liste sous les yeux en procédant à l'examen, ce qui facilite le passage d'une épreuve à une autre et met à l'abri d'un oubli. Mais ces feuilles servent surtout à inscrire le jugement qu'on porte sur chaque réponse.

Les feuilles collectives présentent autant de colonnes qu'il y aura d'élèves à examiner. Au-dessus de chaque colonne, on inscrira le nom de l'élève et la date de l'examen. Quand l'élève aura subi un test, on marquera le résultat dans la colonne vis-à-vis du test. Ce résultat sera exprimé par les symboles suivants : le signe + indique que l'épreuve est franchie ; le signe — indique un échec ; si le résultat, douteux, est toutefois plus près d'un échec que d'une réussite, on inscrit le signe : — ? Nous employons encore le signe + ! quand le résultat est excellent et le signe — ! quand il est tout à fait mauvais. Nous conseillons d'inscrire le signe voulu dès que chaque test est exécuté, et non pas après la séance et en relisant les notes prises. On comprend pourquoi nous donnons ce conseil. Marquer un signe, ce n'est pas enregistrer automatiquement ce qui vient de se passer, c'est véritablement porter un jugement ; or, le jugement aura d'autant plus de chances d'être exact que les faits seront plus récents. Si détaillées que soient les notes, elles ne donnent jamais que d'une manière très incomplète la physionomie d'une expérience, elles contiennent une foule énorme de sous-entendus. On aurait donc tort de s'y fier.

Peut-être va-t-on objecter : à quoi bon alors le premier cahier ? Le voici : d'abord, c'est un contrôle pour soi ; on peut avoir marqué comme réussie une épreuve échouée, on n'en sera choqué qu'une fois l'examen fini ; comment donc savoir si l'on s'est trompé ou non, à moins d'avoir conservé un protocole détaillé ? Ces notes permettent encore de se rendre compte, après coup, de la nature de l'erreur et de son degré. Enfin, ce sont autant de documents qui, à l'occasion, mettraient un autre expérimentateur à même de juger pour son propre compte... Une mesure d'intelligence d'enfant qui se présente sans aùtres documents que des symboles est sujette à caution ; il faut pouvoir se reporter à la manière dont l'élève a expliqué ou critiqué l'absurdité de certaines phrases, aux définitions qu'il a données, etc. ; il faut écrire les chiffres dits par l'élève lui-même : a-t-on récité les chiffres 1, 3, 9... et l'élève, croyant répéter, a-t-il dit, par exemple, 1, 3, 4, 5, 6, l'erreur est très grave, bien plus grave que s'il avait dit : 1, 3, 8, 5, 0, car, dans la première répétition, il a suivi l'ordre naturel des chiffres, il a donc admis implicitement cette absurdité qu'on lui faisait répéter des chiffres dans l'ordre habituel...

Autre exemple : Dans le test des 60 mots (Cf. p. 62) il est parfois difficile d'écrire tous les mots dits par l'enfant. On devra tout au moins prendre à la volée toutes les indications possibles : par exemple on note chaque mot par un trait vertical et on commence un groupe nouveau à chaque demi-minute (l'expérience totale dure trois minutes) ; on sait ainsi combien de mots ont été dits dans la première demi-minute, combien dans la seconde, combien dans la troisième, etc., on voit par là si le sujet a augmenté ou diminué progressivement sa série de mots. Ces modifications donnent des indications sur sa faculté de travail. On pourra encore grouper ensemble les mots appartenant à une même série, par exemple, ceux correspondant aux noms d'objets figurant dans la pièce ; enfin souligner, lorsque le sujet emploie un mot noble qui n'appartient pas au langage courant.

Un dernier conseil pour les personnes qui désirent employer la méthode. Chacun peut l'utiliser pour son profit personnel, ou pour obtenir une appréciation approximative de l'intelligence d'un enfant ; mais pour qu'un résultat de cette méthode ait une valeur scientifique, il est absolument nécessaire que celui qui s'en sert en ait fait l'apprentissage dans un laboratoire de pédagogie, ou possède à fond la pratique de l'expérimentation psychologique. Pour qui n'est pas familiarisé avec ce genre d'études, la période d'initiation devrait durer au moins cinq séances de deux heures chacune, qui porteraient sur un total d'une vingtaine d'enfants environ.

UTILISATION ET LECTURE DES NOTES

On obtient, avons-nous dit, une série de signes en colonne verticale. Ces signes se succèdent irrégulièrement : ici il y a des — ; là, il y a des +. Comment interpréter la colonne entière ? Il sera exceptionnel, quoique cela se rencontre, qu'on obtienne des résultats tels que, pour un enfant d'un âge déterminé, toutes les épreuves des âges antérieurs sont franchies, et toutes les suivantes sont ratées. Le plus souvent il n'en est pas ainsi. La réalité est moins simple. Il n'existe pas une épreuve, mais une zone frontière, et plus souvent encore des lacunes ou des succès inespérés dans des zones plus ou moins éloignées. A quoi tiennent ces différences ? Nous n'en savons rien au juste ; il est probable que les facultés mentales intéressées par les épreuves sont différentes, et d'un développement inégal, suivant les enfants. Si un enfant a plus de mémoire qu'un de ses camarades, nous trouvons naturel qu'il réussisse mieux dans une épreuve de simple répétition. Cet autre, qui a déjà la main habile, se tirera mieux de l'ordination des poids. Une autre raison peut être alléguée : tous nos tests supposent un effort d'attention, et l'attention varie sans cesse de concentration, surtout chez les jeunes ; maintenant elle est intense ; une minute après, elle se relâche. Supposons que le sujet ait un moment de distraction, de gêne, d'ennui, pendant une épreuve, le voilà qui échoue. Pratiquement donc, nous allons trouver qu'un enfant est en retard pour certaines épreuves de son âge, en avance pour d'autres. On peut triompher de cette difficulté, mais à la condition qu'on adopte une convention. Les règles auxquelles nous nous sommes arrêtés sont au nombre de deux :

La première est la suivante : *un enfant a l'intelligence de l'âge dont il accomplit tous les tests.* Voici un enfant de 9 ans qui exécute tous les tests de l'âge de 7 ans, il a donc tout au moins l'intelligence de 7 ans.

Voici maintenant la seconde règle : après avoir déterminé l'âge pour lequel un enfant a exécuté tous les tests, on lui ajoute un an d'intelligence s'il a exécuté cinq tests supérieurs à cet âge ; on lui ajoute deux ans d'intelligence, s'il a exécuté dix tests supérieurs à l'âge précédent ; trois ans pour quinze tests et ainsi de suite. Ainsi, un enfant exécute les 5 tests de 8 ans ; il a donc l'intelligence de

8 ans ; de plus, il exécute trois tests de 9 ans, deux tests de 10 ans... on lui ajoute un an par cinq tests, il a donc 8 + 1 = 9, soit 9 ans d'intelligence. Autre exemple : un enfant a exécuté les cinq tests de 6 ans, il a donc l'intelligence de 6 ans ; il exécute, en outre, trois tests de 7 ans, trois de 8, deux de 9, 2 de 10, un de 11 ans ; cela lui fait onze tests complémentaires, on le gratifiera de deux ans de plus, il recevra une intelligence de 8 ans. Nous ne croyons pas nécessaire d'augmenter le nombre de ces exemples.

Le résultat de cette notation est qu'on qualifie un enfant comme régulier d'intelligence, s'il a l'intelligence de son âge ; avancé d'intelligence, s'il a une intelligence supérieure de 1 an, de 2 ans, etc., à son âge ; enfin, retardé d'intelligence, s'il a une intelligence inférieure de 1 an, de 2 ans, etc., à son âge. On emploie les symboles =, ou + 1, + 2, + 3, etc. ou — 1, — 2, — 3, etc. pour exprimer ces résultats. — Ajoutons qu'on ne doit jamais considérer comme arriéré d'intelligence un élève qui, si peu instruit qu'il soit, n'a pas un retard d'intelligence supérieur à deux ans.

DESCRIPTION DES TESTS

I

DONNER SON NOM DE FAMILLE

(3 ans)

Technique. — On demande à l'enfant : « Comment t'appelles-tu ? » S'il ne répond que par son prénom, on insiste pour avoir le nom de famille : « Roger ? et puis ? et puis quoi ?... »

II

MONTRER SON NEZ, SES YEUX, SA BOUCHE

(3 ans)

Technique. — Pour exécuter le test, on doit bien regarder l'enfant, attirer son attention et lui dire : « Montre ton nez... » ou « Mets ton doigt sur ton nez... » Ensuite, on répètera le même ordre pour les yeux et la bouche. Ne pas employer le mot « œil » qui est moins bien compris que : « les yeux ».

Appréciation de la réponse. — *Remarque :* Quelquefois un enfant montre son nez en le portant en avant, sans faire aucun mouvement avec sa main. Ou bien il présente la bouche tout simplement en l'ouvrant, comme ferait un animal. Cette manière de réponse est acceptable.

III

RÉPÉTITION DE CHIFFRES

(Deux chiffres .... 3 ans.
Trois chiffres .... 4 ans.
Cinq chiffres .... 8 ans.
Sept chiffres .... 15 ans).

Technique. — On avertit l'enfant qu'il doit écouter, puis répéter ce qu'on lui dira, et on commence par ne prononcer qu'un seul chiffre. Le sujet le répète. On prononce ensuite deux chiffres qui ne se suivent pas : 3, 7, par exemple, ou 6, 4. On les prononce lentement, en les coupant d'un intervalle d'environ une demi-seconde. S'il y a quelque faute dans la répétition, ou quelque défectuosité de parole qui empêche de savoir exactement ce que le sujet a dit, on recommence avec d'autres chiffres.

Même technique pour un plus grand nombre de chiffres par seconde ; éviter les intonations, etc.

Appréciation de la réponse. — Il suffit que la

répétition exacte ait lieu une fois sur trois essais pour qu'on considère la difficulté comme franchie.

Les erreurs commises par les enfants dans ces diverses répétitions sont de plusieurs espèces :

D'abord une répétition partielle qui se borne de préférence aux derniers chiffres entendus, parfois au dernier chiffre ;

Puis une tendance à inventer des chiffres qui n'ont pas été dits. Cette invention n'a pas lieu au hasard, elle se fait par une application de l'ordre naturel des chiffres. Ainsi, un sujet à qui on propose la série 5-8-2-7-4, dira volontiers 5-8-2-3-4, car le 2 appelle volontiers le 3. Parfois ce phénomène est encore plus net, tellement frappant qu'il implique une grande faiblesse de sens critique. Un jeune enfant qui a complètement oublié les chiffres 0-8-2-7-9, dit : 1-2-3-4-5-6, etc.

IV

LES GRAVURES

(Réponses par énumération .... 3 ans ;
par description .... 7 ans ;
par interprétation .... 15 ans).

Technique. — Nous employons trois gravures. On demande à l'enfant en lui présentant chacune d'elles : « Qu'est-ce que c'est que cela ? qu'est-ce que cela représente ? » Parfois, surtout si l'enfant est très jeune, il répond naïvement : « C'est une image » ou « C'est une carte postale. » On reprend alors la question sous une autre forme : « Oui ; mais dis-moi ce que tu vois là ? » (Cf. pl. II, III et IV).

Appréciation des réponses. — Les réponses obtenues sont de trois espèces, dont chacune caractérise un niveau intellectuel différent :

1° RÉPONSES PAR ÉNUMÉRATION (*3 ans*). — Ces réponses sont les plus élémentaires. L'enfant énumère isolément les personnages et les objets qu'il reconnaît dans la gravure. Il les énumère sans établir entre eux aucun lien. Il prononce simplement des noms communs. Sous la forme la plus rudimentaire cela se réduit à dire : « Un monsieur », ou bien « un homme ; — une dame ; — un papa, une voiture, un petit enfant ». Ou bien encore quelques enfants très jeunes emploient l'article « le » : « l'enfant, le monsieur, la dame... » Parfois, au lieu d'indiquer les personnages, l'enfant signale un des objets : « Un lit », ou bien « une table ». Remarquons que c'est l'objet qui est nommé et non pas l'action. *Ce qui caractérise ce type de réponse, c'est qu'il s'agit d'énumération seulement.* La richesse — l'ordre d'énumération (personnes avant choses ou inversement) — la liaison des objets énumérés par des conjonctions : « et, avec, et puis », n'en constituent que des degrés secondaires.

2° RÉPONSES PAR DESCRIPTION (*7 ans*). — Ici la nature des personnages et celle des choses sont l'objet d'une désignation ; de plus, on fait attention à leurs liaisons. Exemples :

1re. gravure : *C'est un Monsieur et un petit garçon*

qui traînent une voiture. — 2e gravure : *Un Monsieur et puis une Dame qui dorment sur un banc.* — 3e gravure : *C'est un homme qui monte sur son lit pour voir à la fenêtre.* — *Un homme qui se regarde dans une glace.*

3° Réponses par interprétation (15 ans). — Le sujet de la scène est alors indiqué, soit par un mot sobre, soit par un commentaire, et souvent il y a même une note émotionnelle de tristesse, ou de sympathie. Nous donnons aux réponses que nous allons transcrire le nom de réponses par interprétation, parce que le commentaire dépasse le tableau visible, il y a véritablement recherche des causes, conjecture. Exemples :

1re gravure : Un chiffonnier. — C'est un malheureux qui déménage. — Ce sont des gens qui déménagent à la cloche de bois.

2e gravure : C'est la misère. — Un malheureux. — C'est la nuit ; des malheureux.

3e gravure. — Un prisonnier. — Ça, ça représente un prisonnier, un homme qui est dans une prison, qui monte sur son grabat, pour regarder à travers les carreaux de la prison qui sont grillés.

Il suffit que les mots *malheureux, déménagement,* et *prisonnier,* soient insérés dans la réponse pour qu'on ait le droit de conclure que le sujet de la gravure a été interprété.

Dans tous les cas, *on retient le type de réponse qui a eu la majorité.*

V

RÉPÉTITION DE PHRASES

(Phrase de 6 syllabes .... 3 ans ;
de 10 syllabes .... 5 ans ;
de 26 syllabes .... 15 ans).

Technique. — Pour ce test, on emploiera les phrases dont on trouvera tout le jeu plus loin (cf. p. V). Ces phrases ont été intentionnellement composées de mots très faciles à comprendre. — Elles seront dites avec expression par l'expérimentateur. — Si l'enfant reste muet, intimidé, on l'amorce en lui faisant répéter les phrases les plus courtes.

Appréciation de la réponse. — On ne tolèrera dans la répétition aucune espèce d'erreur (aucun remplacement par exemple du langage de l'adulte par un langage enfantin : *à les oiseaux* pour *aux oiseaux*, ou bien *on ira* pour *nous irons*).

VI

DONNER SON SEXE

(4 ans)

Technique. — « Es-tu un petit garçon ou une petite fille ? » Telle est la question très simple dont on se sert.

Appréciation des réponses. — La réponse correcte est : « Un petit garçon... » ou « Une petite fille... » On ne se contentera pas d'une réponse oui ou non.

VII

NOMMER CLÉ, COUTEAU, SOU

(4 ans)

Technique. — Pour cette épreuve de nomination, nous avons arrêté notre choix sur des objets que tout expérimentateur trouve dans sa poche. — On montre successivement à l'enfant trois objets familiers : une clé, un canif fermé, et un sou, en lui demandant : « Qu'est-ce que c'est que ça ? comment ça s'appelle-t-il ? »

Appréciation des réponses. — Nous excusons les prononciations défectueuses : une « ké » pour une clé, ou des erreurs aussi petites que d'appeler le canif « un couteau » ou le sou « des sous ». Mais il faut que les noms des trois objets soient connus.

VIII

COMPARER DEUX LIGNES

(4 ans)

Technique. — On a tracé à l'encre sur une feuille de papier blanc, deux lignes droites, l'une de 5 cm., l'autre de 6 cm. ; elles sont parallèles, et séparées par une distance de 3 cm. (cf. p. VI). On montre les lignes à l'enfant : « Tu vois ces lignes. Dis-moi quelle est la plus grande... »

Appréciation de la réponse. — Aucune hésitation n'est tolérée. Parfois l'enfant met son doigt entre les deux lignes ; cela suffit pour que, s'il ne se corrige pas lui-même, l'étape ne soit pas franchie.

IX

LES POIDS

On a préparé cinq petites boîtes de même aspect et de même volume, mais de poids différents: lestées avec de la limaille de plomb enrobée dans de l'ouate, elles pèsent respectivement 3, 6, 9, 12 et 15 grammes. Chaque expérimentateur peut se faire un jeu semblable. Il suffit d'avoir un pèse-lettres et 5 boîtes d'allumettes ou de punaises dont on graduera le poids en en modifiant le contenu. — Ce matériel permet deux épreuves :

1° Comparer deux poids
(5 ans)

Technique. — On choisira parmi les cinq boîtes dont nous venons de parler les deux boîtes extrêmes qui pèsent respectivement 3 et 15 grammes. On les pose sur la table devant l'enfant, en laissant entre elles une petite distance de 5 à 6 cm. et l'on demande : « Tu vois ces boîtes... Dis-moi quelle est la plus lourde. »

Appréciation de la réponse. — Quand l'enfant est très jeune, à la demande qu'on lui adresse, il répond souvent en désignant au hasard une des boîtes sans songer à les soupeser. Nous sommes indulgents pour cette erreur naïve et nous disons à l'enfant : « Non, ce n'est pas ça ; il faut prendre les boîtes dans tes mains et les peser... » Ce supplément d'instruction suffit pour orienter beaucoup de sujets ; tant pis pour les autres [1].

La réponse pleinement correcte consiste à prendre les boîtes, à les soupeser et à indiquer la boîte de 15 grammes. Pour s'assurer que cette désignation n'est pas l'effet du hasard on recommence.

2° Ordination de cinq poids (10 ans)

Voici une épreuve beaucoup plus difficile que la précédente. Mais il est plus aisé de travailler tout de suite avec les poids pendant qu'on les a sous la main. On pourra donc, si on le juge à propos, faire les deux épreuves l'une après l'autre.

[1] Quelques sujets mettent les deux boîtes à côté l'une de l'autre dans la même main ; dans ce cas la comparaison est plus difficile, elle reste cependant possible.

En somme le mode de pesée dont se sert l'enfant n'a pas à intervenir dans notre conclusion. Seul importe le résultat de la pesée, l'appréciation de la différence.

Technique. — Cette fois, on place les cinq boîtes en tas devant le sujet. On lui dit : « Les boîtes que voici ne pèsent pas toutes autant. Il y en a de lourdes et il y en a de légères. Vous allez placer ici la plus lourde, et, à côté, celle qui est un peu moins lourde, un peu moins lourde, et ici enfin la plus légère. » Pendant ce discours, on indique du doigt sur la table la place de chaque boîte. Nos expressions ne sont pas correctes, mais nous savons qu'elles sont faciles à comprendre.

On fait trois essais. A la suite de chacun d'eux on brouille l'ordre des boîtes, et on prie le sujet de recommencer. Le poids des boîtes étant inscrit sur celle de leurs faces qui repose sur la table, il est facile de savoir si le sujet s'est trompé ou non. La durée totale de l'épreuve ne dépasse pas trois minutes.

Appréciation de la réponse. — Sur trois essais, il faut que deux soient sans erreur pour que le degré soit franchi.

Quant aux erreurs, elles sont diverses : quelques enfants placent les boîtes *au hasard* sans les soupeser ; pour peu qu'on les surveille, on s'aperçoit vite qu'ils ne font aucune comparaison. — D'autres arrivent bien à comprendre que *la plus lourde boîte* doit être mise la première, ils la distinguent régulièrement des autres ; ils lui donnent cette première place, mais ils ne vont pas plus loin, ils se montrent incapables de ranger les autres boîtes en ordre décroissant. — Enfin d'autres paraissent bien avoir l'idée directrice complète, mais ils ne l'appliquent qu'à peu près ; ils feront des séries comme celle-ci : 15-12-9-3-6, où une seule boîte est invertie. Peut-être est-ce manque d'attention et de soin. L'erreur est peu grave, mais c'est une erreur.

X

COPIER UN CARRÉ, UN LOSANGE

(un carré — 5 ans ; un losange — 7 ans)

Technique. — On montre à l'enfant les deux dessins de la page VII en le priant de dessiner à son tour « un machin comme ça ».

Appréciation de la réponse. — On marque + si la reproduction est seulement reconnaissable, et quelle qu'en soit la dimension.

CARRÉ

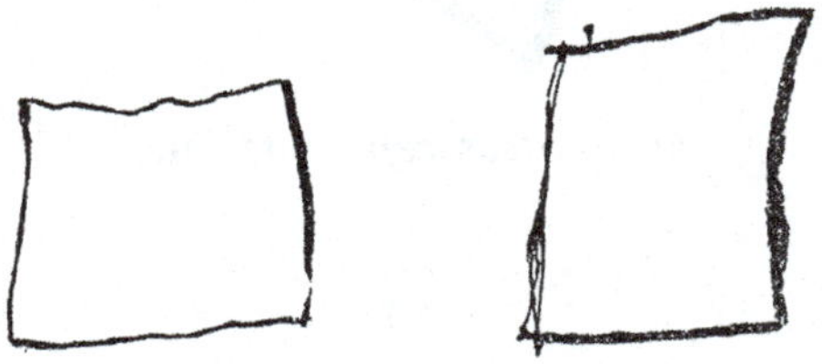

Bonnes reproductions

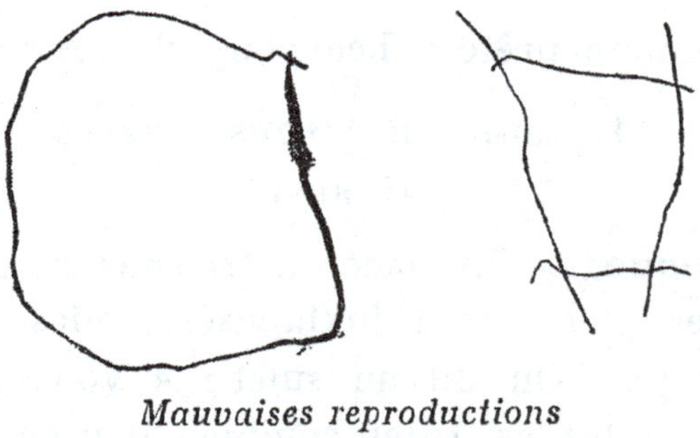

Mauvaises reproductions

LOSANGE

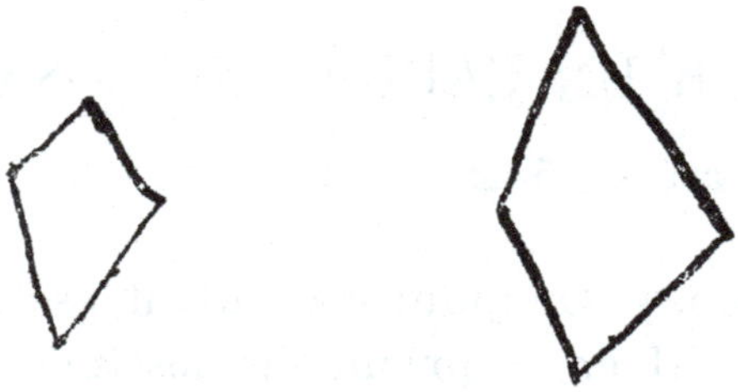

Reproductions satisfaisantes

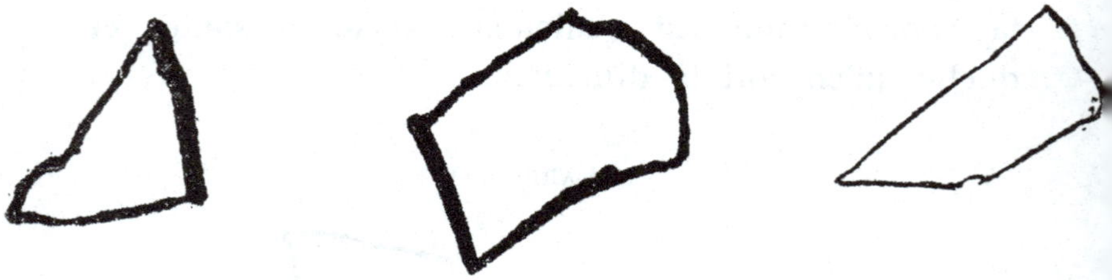

Mauvaises reproductions

XI

EXPÉRIENCES AVEC LA MONNAIE

La monnaie prête à beaucoup de tests :

1° COMPTER 4 SOUS SIMPLES (5 ans)

Technique. — On place quatre sous simples sur la table ; les pièces sont juxtaposées, elles ne se recouvrent pas. On dit au sujet : « Vous voyez ces sous... Comptez-les. Dites combien il y en a. »

Appréciation de la réponse. — Quelques enfants, sans compter, répondent aussitôt un nombre quelconque ; que ce nombre soit juste ou faux, comme il peut être dû au hasard, on ne doit pas en tenir compte. Il faut insister pour que l'enfant compte effectivement, avec ses doigts.

Toute erreur suffit pour que le degré ne soit pas franchi.

2° COMPTER 13 SOUS SIMPLES
(6 ans)

Technique. — Même technique que ci-dessus. On insiste auprès du sujet pour qu'il compte avec ses doigts et tout haut.

Appréciation de la réponse. — Il faut que la solution 13 soit donnée. Il faut même qu'elle soit obtenue sans erreur.

Ici encore *les erreurs* sont d'ailleurs autant d'étapes vers la perfection. Quelquefois le sujet se trompe dans sa numération parce qu'il ne sait pas compter jusqu'à 13. — D'autres fois, comme il faut, pour compter, qu'il touche une pièce en même temps qu'il dit un nom de chiffre, il arrive que cette correspondance de la main et de la parole est en défaut. En général, chez les jeunes enfants, la main va plus vite que le chiffre : l'enfant touche deux pièces différentes, par deux gestes, tout en ne prononçant qu'un nombre. — Enfin, faute de méthode, un sou peut être oublié ou compté deux fois.

3° COMPTER 9 SOUS (3 SIMPLES ET 3 DOUBLES)
(7 ans)

Technique. — On dépose sur la table, en tas, trois sous simples et trois sous doubles. On montre cette monnaie au sujet et on lui dit : « Combien y a-t-il de sous, là ? » — Quelques enfants ne touchent pas à la monnaie, il faut les engager comme précédemment à la manier et à la compter.

Appréciation de la réponse. — On ne tolère aucune erreur.

Il est inutile de prolonger l'essai au delà de 5 à 10 secondes.

Il arrive pour les pièces de 2 sous que les enfants ne sautent pas un chiffre, mais en disent 2 ; par exemple, l'enfant comptera 1, 2 (pour deux sous simples), puis 4 et 5 (pour le sou double et non pas seulement 5), etc. Ce mode de réponse reste bon si le résultat est juste.

4° Rendre sur vingt sous

(9 ans)

Ceci est une épreuve qui exige un peu d'instruction ; mais elle a une si grande valeur sociale que nous nous en servons.

Technique. — Nous croyons bon de donner à cette épreuve l'allure d'un jeu ; on la rend ainsi récréative, et c'est un repos pour l'esprit. Sur la table, on a étalé de la monnaie. Il y a là les neuf pièces de la monnaie courante : 0 fr. 05, 0 fr. 10, 0 fr. 25, 0 fr. 50, 1 fr., 2 fr., 5 fr., 10 fr., 20 fr. ; et, de plus, on a mis une somme de 0 fr. 65, se décomposant en 0 fr. 30 de pièces de 0 fr. 10 et le reste en pièces de

0 fr. 05. On dit au sujet : « Veux-tu jouer avec moi au marchand ? Tu seras le marchand. » Puis, lui montrant la monnaie : « Voici ta caisse, voici l'argent qui te sert à rendre la monnaie aux clients. » Lui montrant des boîtes : « Voici la marchandise que tu vends. Ce sont des boîtes. Je t'achète celle-ci. Je te la paierai, par exemple, 4 sous, veux-tu ? » Le sujet consent toujours, il sourit, notre proposition lui plaît. On lui donne alors une pièce de 1 fr. et l'on continue : « C'est convenu, je te l'achète 4 sous. Maintenant, rends-moi sur ma pièce... » et on garde la main tendue pour recevoir la monnaie...

Appréciation de la réponse. — La seule réponse exacte est la suivante : le sujet prend dans sa caisse 0 fr. 80 et nous les donne. — Il arrive parfois que le sujet répond : « Je vous dois seize sous », mais il ne nous donne pas la somme exacte, il en donne 15 ou 17, par exemple ; c'est un échec.

Mais il y a des erreurs plus graves, comme de rendre 2, 4 fr., ou même davantage.

On remarquera en passant combien il y a de *variétés individuelles* dans l'acte pourtant si simple de rendre la monnaie. Les plus vifs, les plus adroits s'emparent d'abord d'une pièce de 10 sous, à laquelle ils ajoutent 6 sous. Parfois, comme de vrais commerçants, ils vous disent : « 4 sous et 10, cela fait 14 sous, plus 6 sous cela fait 20 sous » ; parfois même ils comptent en centimes. Ce sont les virtuoses. Les autres se laissent suggestionner par les 13 sous qui sont sur la table ; ils commencent par ramasser tous ces sous et les comptent ; puis ils se trouvent bien embarrassés, car ils n'arrivent pas ainsi à parfaire la somme nécessaire ; ils sont obligés de recommencer leur calcul et de remplacer un certain nombre de sous par la pièce de 10 sous ou celle de 5 sous. Il semble que le plus ignorant est attiré par les sous, qui lui offrent le moins de difficultés ; il faut avoir déjà l'habitude de manier l'argent pour prendre d'emblée la pièce de 10 sous, puis la pièce de 5 sous et y ajouter 1 sou. Petites nuances dont on n'a pas à tenir compte dans notre méthode. Tout au plus pourra-t-on tenir pour légère une différence d'un sou et pour lourde toute erreur de plus de 5 sous.

5° Reconnaître toutes les pièces de notre monnaie

(9 ans)

Technique. — Les pièces sont sur la table ; on ne les prend pas, on les montre du doigt, et le sujet les nomme sans les toucher. On aura soin de ne pas montrer dans un ordre immédiatement successif les pièces de 1 et 2 fr., de 10 et de 20 fr. Voici l'ordre que nous proposons :

0 fr. 10 — 2 fr. — 10 fr. — 0 fr. 50 — 20 fr. — 1 fr. — 5 fr. — 0 fr. 25.

Ces monnaies doivent être toujours regardées du côté de l'effigie, car il va de soi qu'on ne peut admettre que l'enfant en lise la valeur ; ce ne serait plus de jeu.

Appréciation de la réponse. — La difficulté existe surtout pour distinguer une pièce de 1 fr. et une pièce de 2 fr., et aussi pour distinguer une pièce de 10 fr. et une pièce de 20 fr. On ne tolère aucune erreur.

Mais les confusions précédentes sont légères, tandis qu'il est grave d'imaginer des pièces nouvelles, de 3 fr. ou 15 sous par exemple.

XII

JEU DE PATIENCE

(5 ans)

Technique. — Notre jeu de patience se compose de deux morceaux seulement. Nous coupons diagonalement en deux moitiés une carte qui a la forme d'un rectangle allongé ; nous obtenons ainsi deux triangles. Nous plaçons sur la table une carte intacte, et, à côté, plus près de l'enfant, nous mettons les deux fragments triangulaires, disposés de manière à ce que les deux hypothénuses forment un angle droit l'une avec l'autre. Alors nous disons à l'enfant : « Mets ensemble, réunis, ces deux morceaux pour faire quelque chose de pareil à cela. » (Cela, c'est la carte intacte que nous lui laissons devant les yeux).

Il y a quelques précautions à prendre avec ce test : 1° Quelques petits ne veulent pas se donner la peine de remuer les cartons ou même de les toucher. Il faut, dans ce cas, sans leur donner de suggestion précise, les stimuler un peu. — 2° Dans cette épreuve, on évitera que l'enfant, en rapprochant les cartons, en retourne un, car dans ce cas il ne pourrait plus faire une figure égale au modèle. S'il retourne un carton, il faut donc le faire recommencer.

Appréciation du résultat. — Ne franchissent pas le degré ceux qui s'obstinent à rapprocher les deux morceaux de carton d'une façon quelconque, ou qui les recouvrent l'un par l'autre.

XIII

SOMMES-NOUS A PRÉSENT LE MATIN OU LE SOIR

Ce n'est qu'à 6 ans qu'on répond correctement à cette question.

XIV

DÉFINITIONS

(par l'usage — 6 ans ; supérieures à l'usage — 9 ans)

Technique. — On demande successivement au sujet :

« Qu'est-ce que c'est qu'... { une fourchette ?
une table ?
une chaise ?
un cheval ?
une maman ? »

Ces objets ont été choisis parmi beaucoup d'autres, parce qu'on a pu constater qu'ils se prêtent à une utile classification des réponses.

Appréciation des réponses. — On pourrait classer de bien des façons les réponses des sujets si l'on faisait une étude de psychologie générale. Pour notre diagnostic nous avons seulement trois distinctions à établir :

1° Les silences, les simples répétitions, les désignations par gestes. La répétition consiste à répéter le mot même : « Qu'est-ce qu'une fourchette ? — C'est une fourchette... » Dès que l'enfant s'est avisé de cette manière d'éviter toute difficulté, on peut être à peu près certain qu'il l'emploiera pour toute la série des définitions. Ne le détrompons pas. Avec un optimisme parfait, disons avec lui : « C'est une fourchette... », mais nous marquons le résultat comme étant une absence complète de réponse.

2° La définition par l'usage

(6 ans)

Exemples :

Cheval : c'est pour traîner les voitures ; — c'est pour courir ; — c'est pour s'asseoir dessus.

Fourchette : c'est pour manger ; — on mange avec.

Table : c'est pour manger ; — ou : une table sert à manger ; — ou : c'est la table où qu'on met les assiettes.

Chaise : c'est pour s'assir.

Maman : c'est pour soigner les petits enfants ; —

c'est pour embrasser ; — c'est pour faire les commissions ; — elle fait le manger.

Toutes ces réponses sont franchement enfantines, non seulement par leur forme incorrecte, le « c'est pour » caractéristique, mais encore par leur concision, et enfin par l'état d'âme exclusivement utilitaire qu'elles révèlent.

3° Les définitions supérieures a l'usage (9 ans)

Ces définitions sont tellement variées de formes que nous ne pourrions pas citer toutes les variétés qu'on rencontre ; mais c'est inutile, car l'essentiel n'est point de caractériser ces définitions, mais seulement de les distinguer des définitions par l'usage.

Dans certaines réponses, le sujet s'inquiète bien de l'usage de la chose, mais il la décrit en termes moins enfantins que précédemment. Exemples :

table : c'est un objet qui sert à manger ; — ou, c'est un ustensile pour manger ; — c'est un meuble pour manger ;

cheval : c'est une bête qui traîne les voitures ;

maman : c'est une dame qui fait le ménage ; — c'est une dame qui soigne les enfants.

L'emploi des expressions : « c'est un objet, — c'est un animal, — c'est un instrument, — c'est une chose... » indique que la définition est moins enfantine que précédemment.

Nous trouvons encore des définitions qui se sentent de l'enseignement de l'école, qui sont curieuses par leur brièveté : une table, c'est une chose ; — un cheval, c'est un animal, un animal domestique ; — une maman, c'est une personne, c'est une dame.

Autre point de vue, celui-ci grammatical : table est du genre féminin ; chaise aussi ; cheval est du genre masculin.

Dans d'autres cas, les enfants essaient une *description* de l'objet : une fourchette est une petite fourche avec quatre pointes ; — une table, c'est une planche avec quatre pieds ; — un cheval, ça a quatre jambes ; un cheval, ça court, ça mord, etc.

Des enfants plus âgés enfin s'occupent de *la nature* ou de *la composition* de l'objet : une fourchette, c'est en cuivre ; une fourchette est un métal blanc ; — une chaise, c'est des morceaux de bois et de la paille ; — un cheval, c'est de la viande, etc.

Toutes ces réponses, même les moins satisfaisantes, comme les définitions d'ordre scolaire : une chaise, c'est une chose... etc., sont supérieures à l'usage.

N.-B. — Pour juger la valeur des définitions, on tiendra compte du caractère présenté par la majorité des réponses. Nous en proposons cinq à chaque enfant. On notera donc le caractère qui se rencontre dans trois d'entre elles.

XV

COMPARER DES FIGURES AU POINT DE VUE ESTHÉTIQUE

(5 ans)

Technique. — Nous employons six dessins (Pl. VIII à X) représentant des têtes de femmes : les unes sont jolies, les autres sont laides et même difformes. On fait faire les comparaisons des figures deux à deux, et on demande chaque fois : « De ces deux figures, laquelle est la plus jolie ? »

On a eu soin de mettre la jolie figure tantôt à droite, tantôt à gauche, afin d'éviter que le sujet tombe juste par cela seul qu'il prendrait l'habitude de désigner toujours la figure du même côté. Il faut beaucoup se méfier de cette tendance automatique à aller dans le même sens ; elle est extrêmement fréquente chez les enfants.

Appréciation de la réponse. — Il est nécessaire que l'enfant réponde trois fois exactement.

XVI

MAIN DROITE, OREILLE GAUCHE

(7 ans)

Technique. — On demande à l'enfant : « Montre ta main droite », et, ceci fait : « Montre ton oreille gauche ».

Appréciation des réponses. — Suivant la manière dont les enfants répondent, on peut les diviser en trois catégories :

1° Il y en a qui ne savent pas du tout où est la droite et la gauche. Ils présenteront la main droite, parce que c'est celle qu'on a tendance à présenter ; puis ils toucheront l'oreille droite.

2° Il y en a qui ont une notion de la droite et de la gauche, mais elle n'est pas encore bien assurée. Ils présentent la main droite, se touchent l'oreille droite, puis, se corrigeant eux-mêmes, se touchent l'oreille gauche.

3° Enfin un troisième groupe est formé des enfants qui, sans erreur et sans hésitation, tendent la main droite et se touchent l'oreille gauche.

Nous considérons comme ayant franchi le degré les enfants des deux derniers groupes, par conséquent ceux qui hésitent et se corrigent, aussi bien que ceux qui n'hésitent pas et n'ont pas à se corriger. Mais il faut que l'expérimentateur se surveille et ne donne aucune suggestion ; ce serait trop naïf: il est évident que, lorsque l'enfant touche son oreille droite, si on lui dit : « En es-tu bien sûr ? » ou si, tout simplement, on a l'air de désapprouver le geste, l'enfant sera conduit à toucher son oreille gauche, car, si ce n'est pas la droite, c'est la gauche.

XVII

EXÉCUTER TROIS COMMISSIONS

(7 ans)

Dans le peuple, on emploie de très bonne heure les enfants à faire de menues commissions chez les marchands : acheter le lait, le pain, de la charcuterie surtout, et rapporter une bouteille de vin. Les médecins qui ont l'habitude de la clinique des arriérés savent que ces enfants se reconnaissent, non pas à ce qu'ils sont incapables de faire une commission, mais à ce qu'on ne peut pas leur donner plusieurs commissions à la fois. Les mères avertissent souvent d'elles-mêmes les médecins de cette particularité intéressante. C'est la connaissance de ces faits qui nous a inspiré l'épreuve suivante :

Technique. — Voici la série de commissions que nous donnons, avec le discours qui les accompagne: « Tu vois cette clé ? Tu vas la mettre sur cette chaise qui est là. (On désigne la chaise). Ensuite tu fermeras la porte. Après, tu verras, près de la porte, une boîte qui est sur une chaise. Tu prendras cette boîte et tu me l'apporteras. — Ainsi, d'abord la clé sur la chaise, puis fermer la porte, puis m'apporter la boîte. C'est compris ? Maintenant, va ! »

Il est évident qu'on peut varier un peu, selon les milieux, la nature des commissions à donner. On fera toujours en sorte qu'elles soient simples, facilement exécutables. Un rien peut intimider l'enfant. Si nous avons mis notre chapeau haute-forme sur une chaise, ne le faisons pas entrer dans une de nos commissions d'objets à déplacer : plus d'un enfant n'oserait pas y toucher.

Interprétation des résultats. — Bien souvent les enfants ne font que deux commissions sur trois ; ou bien, arrivés à la porte, ils s'en vont, fermant la porte sur eux. Quelques-uns ont la conscience tranquille ; d'autres s'aperçoivent qu'ils font un oubli et restent songeurs. Pour que le degré soit franchi, il faut que les trois commissions soient exécutées spontanément, sans qu'on soit obligé de dire à l'enfant : « Eh bien, et après ? Tu oublies quelque chose... etc. »

XVIII

NOMMER QUATRE COULEURS

(7 ans)

Technique. — Nous avons choisi les couleurs fondamentales : le rouge, le bleu, le vert et le jaune, et nous avons éliminé celles dont le nom est moins familier aux enfants, le violet, par exemple, et l'orangé, car notre épreuve ne porte pas sur la perception et la distinction des couleurs, mais sur leur nomination. Nos papiers de couleur ont 6 cm. sur 2. On montre à l'enfant chaque papier (cf. pl. XI) en lui demandant : « Quelle est cette couleur ? et celle-ci ?..., etc. »

Appréciation de la réponse. — On n'excuse aucune erreur. La moindre erreur, non corrigée spontanément et tout aussitôt, fait manquer l'épreuve.

XIX

COMPARER DEUX OBJETS DE SOUVENIR

(8 ans)

Technique. — L'épreuve consiste à rechercher si le sujet peut, en se représentant deux objets, découvrir entre eux une différence. Notre épreuve est préparée par le discours suivant que nous tenons à l'enfant : « Tu connais les papillons ? tu en as déjà vus ? — Oui. — Et les mouches, tu les connais aussi ? — Oui. — Est-ce que c'est pareil *un papillon et une mouche ?* — Non. — En quoi n'est-ce pas pareil ?... » Ces expressions ne sont pas d'un style relevé, mais elles ont l'avantage d'être facilement comprises.

Des questions analogues sont faites à propos d'une comparaison entre *un morceau de bois et un morceau de verre ;*

puis, d'une troisième comparaison entre *papier et carton.*

Toujours on commence par demander au sujet s'il connaît les objets en question, et s'il trouve que ces objets « ne sont pas pareils ». — Puis il s'agit d'écouter la réponse, et surtout de la peser.

Appréciation des réponses. — Nous écartons les réponses qui consistent à nommer simplement l'un des deux objets. On a demandé : « En quoi le papier et le carton ne sont pas pareils ? » Si le sujet répond : « Le carton », c'est évidemment qu'il n'a pas compris.

Le plus souvent, la différence signalée porte sur *la grosseur :* le papillon est plus gros, et la mouche est plus petite ; le carton est plus gros ; le bois est plus gros. Ou bien l'enfant insiste sur *quelque détail :* le papillon a de plus grandes ailes ; — le papillon est jaune ; — c'est parce que les papillons vont sur les fleurs et les mouches vont sur le manger. — Le papier est mou, le carton est plus dur. — Le bois n'est pas transparent ; — le verre, ça sert à mettre aux fenêtres ; et le bois, ça sert pour faire le plancher.

Nous demandons, pour franchir le pas, que deux au moins des comparaisons soient justes sur trois. Il faut, pour qu'elles soient justes, que la différence soit exacte. Ainsi, il arrive souvent qu'ayant trouvé un caractère différentiel pour la première comparaison, le sujet le répète pour les autres : ayant dit que le papillon est plus gros, répéter cela pour le carton et pour le bois n'est pas une réponse suffisamment bonne.

XX

COMPTER DE 20 A 0

(8 ans)

Technique. — C'est là en partie une épreuve d'instruction ; il faut avoir appris pour savoir compter à rebours. Mais c'est un test d'instruction qui, ainsi modifié, a la valeur d'un test intellectuel. On dit au sujet : « Voulez-vous compter de 20 à 0, en descendant... : 20, 19, 18... » On ne pousse pas l'exemple plus loin.

Appréciation de la réponse. — Quelques enfants ne réussissent que par un truc ingénieux qui consiste à compter en remontant pour trouver le chiffre exact. Ainsi, étant à 15, ils comptent rapidement 1, 2, 3, 4, etc. jusqu'à 15, et ce n'est que de cette façon qu'ils trouvent 14 précédant 15. Ce n'est pas de jeu. On s'apercevra du procédé, d'abord aux paroles murmurées par le sujet, et ensuite au temps considérable qui lui est nécessaire pour dire un chiffre nouveau.

Pour que le degré soit franchi, il faut que l'opération ne dure pas plus de 20 secondes, et que le nombre des erreurs (oublis ou inversions) ne dépasse pas un.

XXI

LACUNES DE FIGURES

(8 ans)

Technique. — On présente successivement quatre figures (Pl. XII, XIII) auxquelles il manque l'œil, le nez, la bouche ou les bras. On demande chaque fois: « Qu'est-ce qui manque à cette figure ? »

Appréciation des réponses. — Souvent l'enfant ne répond pas, ou bien il a quelque remarque incorrecte. Pour la première figure qui représente une tête sans nez, il dira par exemple que c'est le cou qui manque ou le ventre, ou bien les jambes ou les pieds. Remarquons qu'à la rigueur c'est exact, mais ce n'est pas là ce qu'on lui demande ; on désire qu'il se rende compte d'une lacune qui rend la figure incomplète.

Pour que le degré soit franchi, on exige trois bonnes réponses sur quatre.

XXII

DONNER LA DATE DU JOUR

(8 ans)

Technique. — Les renseignements que nous demandons sous cette rubrique sont au nombre de quatre: le jour, le mois, le quantième, et l'année.

Appréciation de la réponse. — Nous considérons le degré comme franchi même quand le quantième du mois est exact à trois unités près. En effet, une personne très intelligente peut croire qu'on est au 17 février quand on est au 14, mais elle ne se trompera guère sur le jour, encore moins sur le mois, et jamais, à moins d'amnésie subite, sur l'année. Chez les jeunes enfants, c'est l'indication de l'année qui est le plus souvent fautive.

XXIII

ÉNUMÉRER LES MOIS

(9 ans)

Appréciation de la réponse. — Le sujet à qui on demande les mois de l'année doit les réciter assez rapidement, en 15" environ. Nous tolérons l'erreur d'un oubli ou d'une inversion.

XXIV

QUESTIONS D'INTELLIGENCE

D'une manière générale, cette épreuve est celle qui répond le mieux à la notion vulgaire de l'intelligence. Il arrive qu'on hésite sur le diagnostic à porter sur un enfant qu'on examine. Il échoue à une, deux épreuves, mais cela ne paraît pas probant. Ne pas connaître la date du jour, ne pas pouvoir réciter la série des mois, sont des erreurs excusables, qu'il est permis de mettre sur le compte de la distraction ou de quelque défaut de culture. Les questions de compréhension dissipent tous les doutes. Nous nous souvenons d'un enfant qui était très lent à répondre, comme engourdi ; il prévenait mal en sa faveur par une figure sans expression ; il ne savait ni quel jour on était, ni quel était le jour après le dimanche, et il avait dix ans et demi ; comme lecture, il en était encore à syllaber. Mais quand on lui posa cette question : Pourquoi doit-on juger une personne d'après ses actes plutôt que d'après ses paroles ? il sut trouver la réponse suivante : Parce que les paroles ne sont pas bien sûres, et que les actes sont plus sûrs. Cela suffit, notre religion était éclairée, cet enfant-là n'était pas aussi bête qu'il en avait l'air.

Technique. — Nous avons deux séries de questions : d'abord trois questions de compréhension facile ; puis cinq questions de même ordre, mais plus subtiles et avec quelques difficultés de vocabulaire.

On peut poser ces deux séries de questions l'une après l'autre.

L'opérateur devra avoir la patience de laisser au moins 20" de réflexion à l'enfant par question.

1° Questions faciles
(9 ans)

Appréciation des réponses. — Voici quelques exemples de réponses bonnes et de réponses mauvaises :

Questions	*Bonnes réponses*	*Mauvaises réponses*
1° Lorsqu'on a manqué le train. Que faut-il faire ?	Attendre l'autre train. Prendre le suivant.	Il faut tâcher de ne pas le manquer. Courir après.
2° Lorsqu'on a été frappé par un camarade sans qu'il l'ait fait exprès que faut-il faire ?	Ne rien lui faire. L'excuser. Lui pardonner. Lui dire de faire attention une autre fois.	Le dire au maître. Le venger. Le punir. (La réserve : sans qu'il l'ait fait exprès, n'a pas été comprise).
3° Lorsqu'on a cassé un objet qui ne vous appartient pas, que faut-il faire ?	Le payer. S'excuser. Le remplacer. L'avouer.	Il faut le faire payer. Il faut pleurer. Aller au commissaire.

2° Questions difficiles
(10 ans) [1]

Appréciation des réponses :

1° *Quand on est en retard pour arriver à l'école, que faut-il faire ?*

[1] A sept, huit ans... on ne répond jamais bien à la majorité des questions de cette deuxième série. A dix ans, il n'y guère que la moitié des enfants qui répondent convenablement. Cette épreuve est donc de transition entre dix et onze ans.

Bonnes réponses : Il faut se dépêcher, il faut courir, etc.

Dans les mauvaises réponses, il y a habituellement un contre-sens : Les sujets répondent souvent comme s'ils avaient compris : « Qu'est-ce qui arrive ? » Ils disent : « On est puni. — On est au piquet. » — Ou bien on a envisagé l'avenir, et cherché ce qu'il faut faire pour que le retard ne se reproduise pas : « Il ne faut pas recommencer. — Il faut partir de meilleure heure. » — Un dernier contre-sens est subtil ; la question que nous posons signifie implicitement ceci : on est en retard, comment diminuer ce retard ? C'est bien là la pensée, mais on peut s'y tromper, et quelques-uns ont compris qu'on leur demandait ce qu'il faut faire pour s'adapter aux conséquences de ce retard qu'on subit. Ils ont dit : « Il faut sonner (La porte de l'école est fermée, et les retardataires sonnent). — Il faut apporter un mot d'excuse des parents. »

Nous admettons par convention, nous devrions dire « après expérience », que la seule bonne réponse est la première : se dépêcher.

2° *Avant de prendre parti dans une affaire importante, que faut-il faire ?*

Bonnes réponses : Etudier l'affaire. — Réfléchir. — Demander des conseils.

Les mauvaises réponses sont peu intelligibles. Le sujet, d'ordinaire, n'a pas compris la locution « prendre parti ». Exemples : Il faut soigner les malades. — Il faut consulter le médecin. — Il faut s'en aller.

3° *Pourquoi pardonne-t-on plutôt une mauvaise action exécutée avec colère qu'une mauvaise action exécutée sans colère ?*

Bonnes réponses : Parce que, quand on est en colère, on ne le fait pas exprès. — En colère, on n'est pas responsable. — Dans la colère, on ne sait ce qu'on fait.

Les mauvaises réponses résultent soit d'une incompréhension totale de la question, soit de ce que le sujet s'est laissé suggestionner par le mot « colère » et désapprouve l'état de colère. Exemples : Quand on est en colère, on ne veut pas écouter. — Il ne faut pas se mettre en colère.

Cette question est la plus difficile de toutes et bien souvent l'enfant comprend, mais n'arrive pas à exprimer sa pensée. Peu importe, il faut le deviner, et savoir s'il a eu la pensée que la colère constitue une excuse.

4° *Si l'on vous demande votre avis sur une personne que vous connaissez peu, que faut-il faire ?*

Bonnes réponses : Il ne faut rien dire. — Il ne faut pas parler sans savoir. — Il faut se taire parce qu'on pourrait donner de mauvais renseignements.

Les mauvaises réponses sont inintelligibles le plus souvent : Il faut le demander. — On lui dit : sois sage. — On dit qu'on ne connaît pas son nom.

5° *Pourquoi doit-on juger une personne d'après ses actes plutôt que d'après ses paroles ?*

Bonnes réponses : Parce que les paroles mentent et que les actes disent vrai. — Parce qu'on est plus sûr en voyant les actes que les paroles.

Mauvaises réponses, souvent inintelligibles : Il ne faut pas mentir. — Parce qu'on ne sait pas.

N.-B. — Dans les deux tests précédents, on se heurte souvent au silence de l'enfant, et la difficulté est de savoir à quoi correspond ce silence : il se peut que l'enfant ne trouve aucune réponse à faire, ou qu'il ait trouvé une réponse mauvaise dont il est mécontent, ou même qu'il ait trouvé une réponse assez bonne, mais qui ne satisfait pas son jugement. L'expérimentateur est souvent assez embarrassé. C'est d'après l'ensemble des réponses qu'il jugera chaque cas. On tolère, pour les questions faciles, une mauvaise réponse sur trois ; pour les questions difficiles, deux sur cinq.

XXV

COPIER DEUX DESSINS DE MÉMOIRE

(10 ans)

Technique. — On montre pendant 10 secondes les dessins d'une section de prisme et d'une grecque (cf. pl. XV), puis on prie le sujet de les reproduire de mémoire. D'avance, avant de découvrir les dessins, on prépare l'attention du sujet en lui disant que des dessins vont lui être montrés, qu'il devra les reproduire de mémoire et que l'étude n'en durera qu'un temps très court.

Appréciation des résultats. — Il est assez difficile d'apprécier l'exactitude de reproduction, sans prendre une foule de mesures qui seraient fastidieuses et inopportunes. Nous avons adopté la règle suivante, qui, en pratique, est assez commode : l'épreuve est tenue pour franchie, quand un des dessins est reproduit exactement, et que la moitié de l'autre est également reproduite de façon correcte. La section de prisme est toujours présentée à gauche, c'est sur elle que l'élève fixe d'ordinaire sa première attention, et, pour cette raison sans doute, cette figure est habituellement mieux reproduite que la grecque.

XXVI

CRITIQUE DE PHRASES ABSURDES

(10 ans)

Technique. — On commence par l'explication suivante : « Je vais vous lire des phrases dans lesquelles il y a une bêtise. Ecoutez bien attentivement, et dites-moi, chaque fois, ce qu'il y a de bête. » Puis on lit chaque phrase lentement, très lentement, d'un ton convaincu, et, aussitôt après, changeant de ton, on demande au sujet : « Qu'est-ce qu'il y a de bête dans cette phrase ? » — Cette épreuve intéresse généralement par sa nouveauté, et c'est une de celles qui laissent le mieux voir l'intelligence d'un enfant [1].

Appréciation des réponses. — La difficulté est de démêler le sentiment de l'enfant, car il l'exprime souvent mal, par des phrases obscures ; il peut avoir le sentiment que notre affirmation est absurde et ne pas arriver à le traduire.

Questions	*Bonnes réponses*	*Mauvaises réponses*
1° Un malheureux cycliste a eu la tête fracassée et il est mort sur le coup ; on l'a emporté à l'hôpital, et on craint bien qu'il ne puisse en réchapper.	— Puisqu'il est mort, c'est sûr qu'il n'en réchappera pas. — Vu qu'il est mort il ne peut pas être soigné.	— C'est bête de faire de la bicyclette. — C'est bête, réchapper. — Il n'y a rien de bête.
2° J'ai trois frères : Paul, Ernest et moi.	— Vous n'avez que deux frères. — S'il a trois frères, il faut qu'il y ait trois frères. Mais vous, vous ne comptez pas.	— Ce qu'il y a de bête, c'est que vous dites : moi ; vous devriez dire votre nom. — Ce qu'il y a de bête, c'est Ernest. — Ce qu'il y a de bête, c'est vous.

[1] Il est préférable de ne pas faire cette épreuve immédiatement après les questions faciles ou difficiles. Mieux vaut rompre l'orientation d'esprit de l'enfant en intercalant quelques épreuves qui ne soient pas verbales.

Questions	*Bonnes réponses*	*Mauvaises réponses*
3° On a trouvé hier sur les fortifications le corps d'une malheureuse jeune fille coupée en dix-huit morceaux ; on croit qu'elle s'est tuée elle-même.	— On ne peut pas se couper en 18 morceaux. — Si elle se coupe un bras, elle ne peut pas se couper le reste.	— Ce qu'il y a de bête, c'est de se tuer. — Ce qu'il y a de bête, c'est 18 morceaux.
4° Il y a eu hier un accident de chemin de fer. Mais ça n'est pas grave : le nombre des morts est seulement de 48.	— C'est grave quand il y a 48 morts ; c'est beaucoup. — Ce n'est pas grave, et le nombre des morts est 48 !	— 48 morts. — Il n'y a rien de bête. — On pourrait dire : beaucoup de cadavres.
5° Quelqu'un disait : si je me tue un jour de désespoir, ce ne sera pas un vendredi que je choisirai, car le vendredi est un mauvais jour qui me porterait malheur.	— Puisqu'il se tue, ça ne fait rien que ce soit un vendredi ou un autre jour. — Ça ne fait rien pourvu qu'il se tue.	— Le vendredi est un jour comme les autres, il ne porte pas malheur. — Ce qu'il y a de bête, c'est de se tuer. — Il ne faut pas être superstitieux. — Par ce qu'on n'en sait rien.

Cinq phrases servent à éprouver le sens critique. Pour que le degré soit acquis, il faut que trois au moins de ces phrases reçoivent une bonne solution.

XXVII

LOGER TROIS MOTS EN UNE PHRASE

Technique. — On écrit sur une feuille de papier les mots : « Paris — fortune — ruisseau ». On les lit au sujet, puis on lui dit : « Vous allez faire une phrase dans laquelle se trouvent ces trois mots. » Ensuite on lui passe la plume.

Appréciation des réponses. — Quelques enfants déclarent qu'ils ne comprennent pas ; souvent, c'est l'expression : *faire une phrase,* qui n'a pas de sens pour eux. On n'a pas d'autre explication à leur donner, mais on peut répéter la première instruction. D'autres comprennent, mais n'arrivent pas à faire une phrase quelconque ou bien une phrase capable de les satisfaire. Comme ces derniers pourraient être des puristes, il faut insister.

Dès qu'on obtient des enfants qu'ils écrivent, leurs inventions peuvent se répartir en trois groupes principaux :

1° Il existe trois idées distinctes. Exemple : Paris est une ville ; une personne a une fortune ; le ruisseau coule.

2° Il existe deux idées

(10 ans)

Exemples : A Paris, il y a des ruisseaux et des hommes qui ont une grande fortune. — Paris possède des ruisseaux et une fortune.

3° Il existe une idée unique

(12 ans)

Exemples : La Seine est un ruisseau qui donne de la fortune à Paris. — A Paris, dans un ruisseau, j'ai trouvé une fortune. — On a trouvé dans le ruisseau, à Paris, un ivrogne sans fortune.

De ce type des phrases unifiées, nous rapprocherons un autre type où les phrases sont nombreuses, mais bien coordonnées : « Je suis à Paris ; dans ma rue, il y a un ruisseau qui conduit l'eau à l'égout ; à quelques pas de chez mon père, je connais un Monsieur qui a une grande fortune. — J'ai été à Paris dans mon jeune âge et j'ai traîné dans les ruisseaux pendant un mois ; un homme eut pitié de moi, il me recueillit, et, à sa mort, j'ai hérité de sa fortune. »

Note supplémentaire : nous accordons une minute pour la recherche de la phrase ; si au bout d'une minute, la phrase n'est pas écrite, ou, au moins, écrite aux trois quarts, l'épreuve est manquée.

XXVIII

RÉSISTER A UNE SUGGESTION DE LIGNES

(12 ans)

Technique. — Reportez-vous pl. XVII et suiv.

Sur la première page, on a tracé deux lignes, dont la première, celle de gauche, a 4 cm. et la seconde 5 ; elles sont sur le prolongement l'une de l'autre, séparées par un intervalle de 1 cm. A la page suivante, deux lignes disposées semblablement, mais la première, celle de gauche, a 5 cm., celle de droite en a 6. A la troisième page, la ligne de gauche a 6 cm. et celle de droite en a 7. Dans chacune des trois dernières pages enfin, les lignes sont égales et d'une longueur de 7 cm.

En montrant les trois premiers couples de lignes, l'expérimentateur dit simplement à l'enfant: « Quelle est la plus grande de ces deux lignes ? » — Quand il arrive aux trois derniers couples, il change légèrement la forme de l'interrogation, et il se borne à dire : « Et là ? »

Appréciation des réponses. — Avant qu'il arrive aux lignes égales, trois fois de suite, l'enfant a donc vu que la ligne de droite est la plus grande ; il est, par là, porté à supposer que cela va continuer ; c'est une supposition, une généralisation, ou, plus exactement, il ne se fait pas d'opération consciente, mais il se développe une tendance irréfléchie, un automatisme naissant, une ébauche d'habitude, et elle peut déterminer à elle seule le sens des réponses, si aucune cause de sens contraire ne vient annihiler son action. L'influence qui doit la combattre est précisément la perception des lignes ; un simple coup d'œil suffit à montrer que celle de droite a cessé d'être plus grande que celle de gauche. Et si l'enfant s'en rend compte, il va résister à son automatisme, il cessera de dire que la ligne de droite est la plus grande, il répondra correctement pour les trois dernières lignes en disant qu'elles sont égales.

On considère l'enfant comme ayant réussi lorsque deux fois au moins sur trois il s'est aperçu de l'égalité des derniers couples.

XXIX

PLUS DE 60 MOTS EN TROIS MINUTES

(12 ans)

Technique. — On dit au sujet de citer en trois minutes le plus grand nombre de mots possible, comme table, barbe, chemise, voiture, etc. On excite son amour-propre en l'avertissant que certains de ses camarades ont pu dire en trois minutes plus de deux cents mots, ce qui est vrai. On encouragera son évocation par des : « Et puis... », et des « Plus vite... Encore... Encore... »

Appréciation des résultats. — Le test n'est réussi que si le sujet trouve un minimum de 60 mots.

Nous ne tenons compte, par parti-pris, que du nombre des mots. Mais l'épreuve est fertile en autres observations : outre le nombre de mots on peut noter leur origine ou leur enchaînement : quelques enfants ne cherchent de mots que dans ce qui les entoure ; d'autres préfèrent emprunter à leur propre fond ; — certains ne disent que des mots détachés, dont chacun exige un effort d'invention ; les jeunes enfants par exemple épuisent tout de suite leur idée ; ils diront : chapeau..... puis ils passeront à un autre objet, sans songer que le chapeau a différentes couleurs, formes, parties, usages, connexions, et, qu'en détaillant tout cela, ils trouveraient autant de mots nouveaux ; d'autres font des séries, la série du mobilier d'école, la série des vêtements, la série géologique, etc ; — certains n'emploient que des noms communs d'objets, d'autres citent des qualités abstraites ou des mots un peu recherchés. Employer des séries ou des mots rares sont de bons signes d'intelligence et de culture.

XXX

DÉFINITION DE MOTS ABSTRAITS

(12 ans)

Technique. — La demande de définition porte sur trois mots abstraits : la charité, la justice et la bonté.

La formule employée est toute simple :

Qu'est-ce que ?...

Appréciation des réponses. — *Charité.* — Une bonne définition doit contenir deux idées : celle de gens malheureux, et celle du bien qu'on leur fait.

Bonnes réponses	*Mauvaises réponses*
C'est l'acte quand on aide les personnes dans le malheur.	C'est être bon.
C'est de donner de l'argent aux vieillards qui ne peuvent plus travailler.	C'est être charitable.
C'est faire l'aumône.	C'est demander.
La charité, c'est, quand on voit un pauvre, avoir pitié de lui, et, si on a des sous, lui en donner.	C'est une personne qui est bonne.
	C'est quand on est pauvre.
	C'est demander pardon.

Justice. — Une bonne définition contient, ou

l'idée de loi, c'est-à-dire de règle, de protection accordée aux personnes et aux intérêts, ou bien l'idée des personnes traitées selon leurs mérites.

Bonnes réponses	*Mauvaises réponses*
La justice est un acte qui consiste à juger les personnes qui sont coupables, et à renvoyer les personnes qui sont innocentes. C'est une loi qui commande. La justice, c'est de punir les méchants, aussi bien que les gens qui sont riches.	La justice, c'est ce qui juge. La justice, c'est un jugement. La justice, c'est de juger. C'est là où l'on juge. C'est de couper le cou. C'est des agents.

La bonté. — Une bonne définition doit exprimer l'idée de sentiment affectueux, de tendresse, ou simplement d'actes d'assistance, sans qu'il y ait inégalité de conditions entre celui qui donne et celui qui reçoit.

Bonnes réponses	*Mauvaises réponses*
La bonté, c'est d'être gentil pour les autres. La bonté, c'est un acte qui consiste à attendre quand une personne ne peut pas payer, et à ne pas battre les autres. C'est donner le bien pour le mal. La bonté, c'est de partager avec les autres.	La bonté, c'est d'être bon. Il faut faire quelque chose de bon. La bonté, c'est bien habillé. C'est d'enlever son chapeau. La bonté, c'est l'assiduité. La bonté, c'est de la poussière. La bonté, c'est avoir du toupet.

Cette épreuve est quelquefois difficile à interpréter. Pour que le degré soit franchi, il faut au moins deux bonnes définitions.

XXXI

DEVINER LE SENS DE PHRASES EN DÉSORDRE

(12 ans)

Technique. — Nous employons trois assemblages (cf. pl. XXIII) qu'on présente à l'élève en lui disant: « Mets ces mots en ordre, et trouve la phrase qu'ils composent. » On ne laissera à l'enfant qu'une minute de réflexion, pcur chaque phrase.

Appréciation des résultats. — *1re Phrase.* — Solutions : Nous sommes partis de bonne heure pour la campagne. — Ou bien : de bonne heure, nous sommes partis pour la campagne.

Mauvaise réponse : Sommes-nous campagne, etc.

2e phrase : Solution : J'ai prié mon maître de corriger mon devoir.

3e phrase : Solution : Un bon chien défend courageusement son maître. — Une variante est moins exacte : Un chien défend son bon maître courageusement.

Mauvaises réponses : Un maître défend son bon

chien courageusement. — Un chien défend son maître courageusement bon.

Pour que le degré soit acquis, il faut comprendre deux phrases sur trois.

Quelques enfants ne comprennent pas l'instruction donnée, inventent des mots ou font une phrase sans rapport avec ce qui est écrit. Nous avons recueilli par exemple les phrases suivantes : *Le chien court.* — *Je défends ma patrie.* — *J'ai acheté des bonbons.* C'est une forme grave d'échec.

XXXII

TROUVER TROIS RIMES

(15 ans)

Technique. — On commence par demander au sujet s'il sait ce que signifie le mot « rime ». Qu'il le sache ou non (et bien souvent il croit le savoir et ne le sait pas) on lui fournit l'explication suivante : « Deux mots qui riment sont deux mots qui finissent de la même manière. Ainsi grenouille rime avec citrouille ; *grenouille ! citrouille !* Ça se termine tous les deux en « ouille » De même, menton rime avec bâton ; *menton ! bâton !* ça se termine tous les deux en « ton ». Est-ce compris ? Je vais vous dire un mot, et puis vous aurez à chercher tous les autres mots qui riment avec celui-là. C'est le mot : *obéissance.* Trouvez tous les mots qui riment avec obéissance. » — Une minute est accordée pour la recherche. On excite le sujet, mais on ne l'aide pas.

Appréciation des réponses. — Il faut que le sujet trouve 3 rimes dans la minute qui lui est donnée.

Généralement, il commence par citer le mot désobéissance. Quelquefois, il donne une série de mots qui ne riment pas... D'autres fois, il forge des mots comme *fance, niance, servance*, etc., ou même des mots qui ne se terminent pas en *ance* et sont inconnus. Les réponses sont faciles à juger.

XXXIII

RÉSOUDRE UN PROBLÈME DE FAITS DIVERS

(15 ans)

Technique. — Deux faits divers contiennent chacun un problème dont la solution suppose seulement du bon sens (cf. p. XXIV). Ces deux questions piquent vivement la curiosité des sujets.

Appréciation des réponses. — A la première question, la seule réponse juste est « un pendu », comme l'indique le contexte. Mais on a répondu : un dénicheur d'oiseau, un voleur, un apache, un assassin, un tronc d'arbre, une branche, une touffe d'herbe.

Pour la deuxième question, la réponse juste est :

Il est très malade, il est à l'agonie. — Quelqu'un est très malade chez lui, il est mort, etc. — Voici des exemples de mauvaises réponses : Je ne sais pas... La réponse fausse consiste souvent dans une répétition de la question : « Il se passe qu'il a reçu un médecin et un prêtre. »

Pour que le degré soit acquis, il faut répondre aux deux questions.

XXXIV

EXPÉRIENCE DE DÉCOUPAGE

(Adulte)

Technique. — Une feuille de papier est pliée en quatre en présence du sujet ; et l'on dit à celui-ci : « Vous voyez, voici une feuille de papier que je

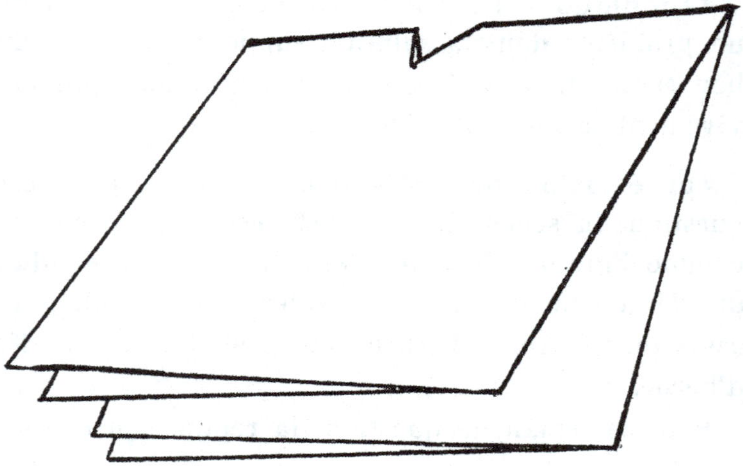

viens de plier en quatre. Supposons qu'ici (on montre le milieu de celui des 4 bords qui ne présente qu'un seul pli) je fasse avec des ciseaux une entaille, — comme ceci (Et on le fait ; on détache et laisse tomber un petit triangle de papier de 1 cm. de hauteur dont la base se confond avec le bord du papier, comme vous le voyez dessiné sur la figure). Maintenant, si je déplie le papier, qu'est-ce que je verrai ? Voici une feuille de papier toute semblable. Dessinez comment et en quel endroit elle sera trouée. » Il est, bien entendu, défendu au sujet de toucher le papier et de le manier ; il est défendu aussi de faire un essai en pliant la feuille de papier. C'est par la seule imagination qu'on doit arriver à se représenter l'effet de la découpure dans le papier déplié : le test est difficile.

Appréciation des réponses. — La plupart des sujets simplifient beaucoup la solution du problème. Ils imaginent qu'il existe un trou unique, ayant la forme d'un carré, d'un losange, parfois d'une étoile à cinq branches, et occupant le centre de la feuille de papier : ils se laissent ainsi suggestionner par le papier plié, parce que l'entaille occupe le milieu du bord.

Deux losanges situés sur la même ligne, et occupant chacun le centre d'une moitié du papier, voilà la solution juste.

Quand un enfant réussit cette épreuve du premier coup, il faut toujours lui demander s'il la connaissait déjà.

XXXV

RECONSTRUIRE UN TRIANGLE

(Adulte)

Technique. — On utilise de nouveau la carte de visite du jeu de patience, coupée en deux morceaux selon la diagonale. On la présente sur une feuille de

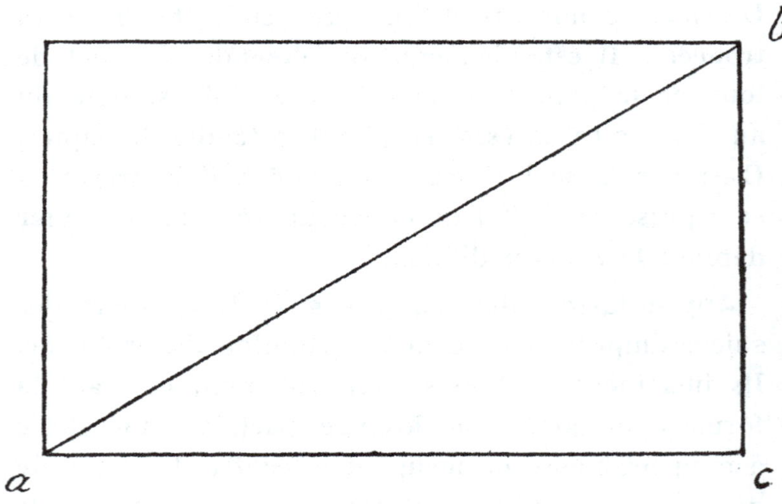

papier, les morceaux en place, contigus et l'on dit au sujet : « Regardez bien le fragment d'en dessous. Supposez qu'on le retourne (on esquisse le retournement), et qu'on applique ce bord-ci (bord *a c* de la figure ; on l'indique du doigt) sur ce bord (bord *a b*) du fragment d'en dessus, en plaçant en outre ce point (le point *c*) juste sur celui-ci (le point *b*. Se bornant à les montrer du doigt). Bon, maintenant, j'enlève le fragment ; retournez-le dans votre esprit, et dessinez son contour comme s'il était en place. Commencez par suivre le contour du fragment de dessus. »

Appréciation du résultat. — Epreuve très difficile. Pour que l'épreuve soit réussie, il faut que le sujet dessine un angle droit en *b*, et que le bord *ac* ne soit pas aussi long que la ligne *ab*. Bien souvent une seule de ces conditions est satisfaite par le dessin.

XXXVI

DÉFINIR DES DIFFÉRENCES DE MOTS ABSTRAITS

(Adulte)

Technique. — « Quelle différence existe-t-il entre la paresse et l'oisiveté ? — entre un événement et un avènement ? — entre une évolution et une révolution ? » Telles sont les questions qui sont posées.

Appréciation des réponses. — Deux bonnes réponses suffisent.

Il est nécessaire, en distinguant oisiveté de paresse, de bien indiquer que l'oisiveté provient d'une circonstance extérieure, tandis que la paresse vient du caractère. — Pour la distinction entre l'événement et l'avènement, il est à peine besoin de rappeler que l'événement est un fait quelconque qui se produit, tandis que l'avènement est la montée d'un roi sur le trône. — L'évolution est un changement lent, progressif ; la révolution est un changement brusque. Quelques personnes prennent le mot évolution dans le sens de manœuvre d'une troupe et révolution dans le sens d'une insurrection populaire grave ; dans ce cas, la distinction est moins bonne, car les deux mots sont différents, sans s'opposer, et il doit être entendu que nous cherchons ici des oppositions. Cependant, on admettra ces réponses comme valables.

XXXVII

RÉSOUDRE LA QUESTION DU PRÉSIDENT

(Adulte)

Technique. — Question posée : « Il y a trois différences principales entre un roi et un président de république. Quelles sont-elles ? »

Appréciation des réponses. — Les trois différences sont les suivantes : la royauté est héréditaire, elle a la durée de la vie du monarque, et elle comporte des pouvoirs absolus ; un président de république est élu, il a un mandat qui ne dure qu'un temps, et ses pouvoirs sont moins étendus que ceux d'un roi.

XXXVIII

RÉSUMÉ D'UNE PENSÉE D'HERVIEU
(Adulte)

Technique. — On lit à haute voix, lentement, avec le ton, la pensée que nous appelons habituellement pensée d'Hervieu (cf. p. XXV). Ce n'est qu'une pensée délayée. Hervieu avait écrit trois lignes ; cela ne s'adaptait pas à nos besoins ; nous avons donc amplifié sa pensée pour empêcher qu'elle fut retenue uniquement par la mémoire, ce qui aurait pu arriver si elle avait été aussi courte.

Avant de commencer cette lecture, on avertit le sujet qu'il doit écouter avec soin, et qu'on lui demandera, la lecture une fois faite, de répéter le sens du morceau. De cette manière, on porte l'expérience sur le terrain de la mémoire, et celui qui n'aura pas réussi à comprendre le sens un peu subtil de la pensée d'Hervieu, n'aura pas le petit chagrin d'amour-propre de constater devant témoin qu'il manque de compréhension ; il accusera une défaillance de mémoire et d'attention, ce qui est infiniment moins pénible.

Appréciation des réponses. — La pensée centrale, celle qu'il faut reproduire, est la suivante : « La vie n'est ni bonne, ni mauvaise, mais médiocre, car elle est inférieure à ce que nous désirons, et meilleure que ce que d'autres désirent pour nous. » Peu importent les termes employés ; l'essentiel est que la pensée soit bien comprise, et on en doutera d'autant moins que le sujet s'astreindra moins à la répétition du mot à mot.

TABLEAU RÉSUMÉ des conditions suffisantes au passage des épreuves, pour les tests où la perfection n'est pas exigée.

Chiffres à répéter.	*1 bonne réponse sur 3.*
Gravures.	*2 bonnes réponses sur 3.*
Ordination de 5 poids.	— — —
Définitions.	*3 bonnes réponses sur 5.*
Comparer 2 objets de souvenir.	*2 bonnes réponses sur 3.*
De 20 à 0.	*Tolérance d'une erreur.*
Lacunes de figures.	*3 bonnes réponses sur 4.*
Date du jour.	*Tolérance pour le quantième*
Série des mois.	*Tolérance d'une erreur.*
Questions faciles.	*2 bonnes réponses sur 3.*
— *difficiles.*	*3 bonnes réponses sur 5.*
2 dessins de mémoire.	*1 1/2 sur 2.*
Phrases absurdes.	*3 bonnes réponses sur 5.*
Résister à suggestion.	*2 bonnes réponses sur 3.*
Définition de mots abstraits.	— — —
Phrases en désordre.	— — —
Différence de mots abstraits.	— — —

I

CHIFFRES A FAIRE RÉPÉTER :

3 0 8
7 1 5
9 2 6

4 8 3 0
5 1 9 7
6 2 5 3

8 0 3 5 1
7 6 2 9 4
3 5 2 1 7

1 5 3 0 9 4
8 7 3 5 0 6
4 9 2 7 6 1

7 3 0 6 2 9 8
4 3 5 1 9 2 7
3 5 9 2 6 7 1

8 3 5 7 9 4 2 6
1 8 9 4 7 6 3 2
5 9 7 3 8 6 4 0

7 3 6 9 5 8 1 4 2
5 8 1 9 4 7 2 6 3
8 9 4 5 7 3 1 2 4

II

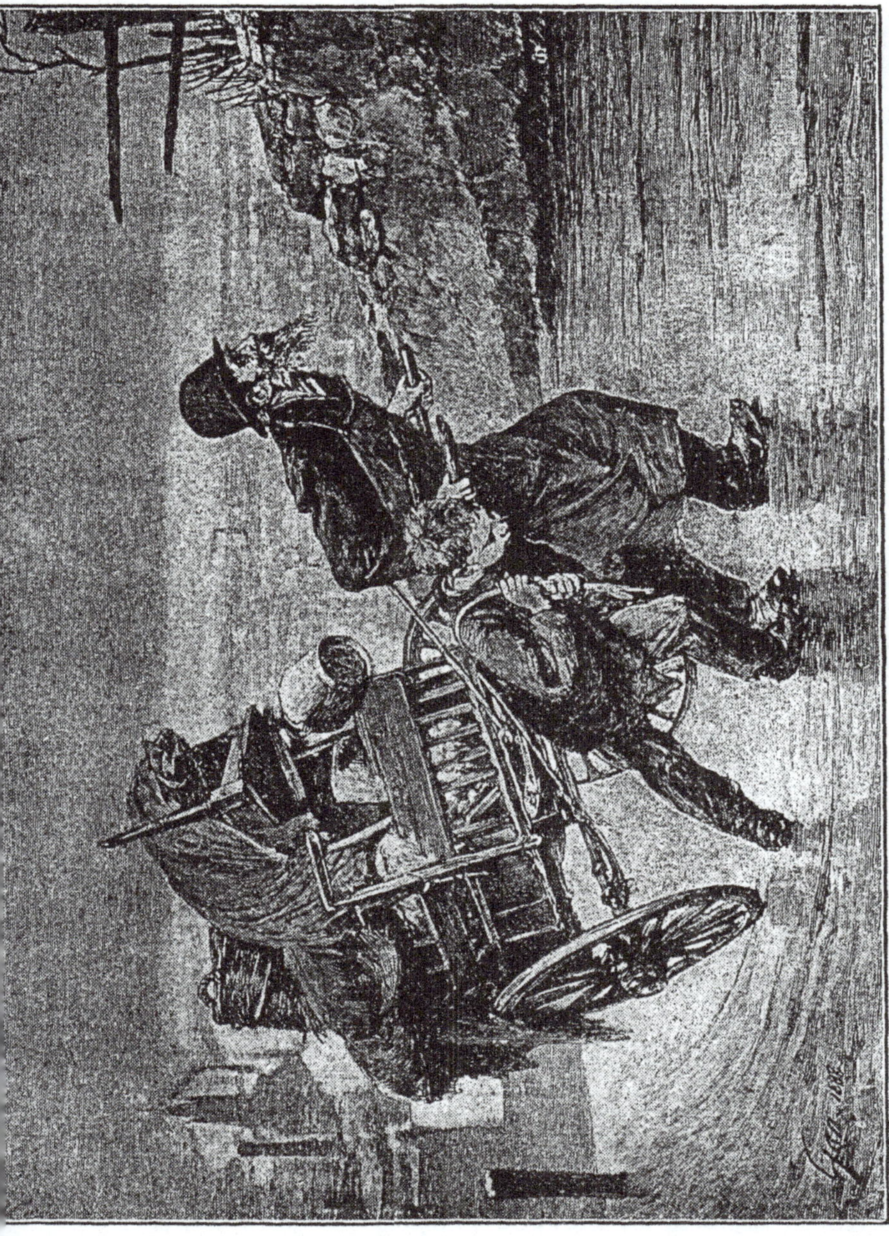

III

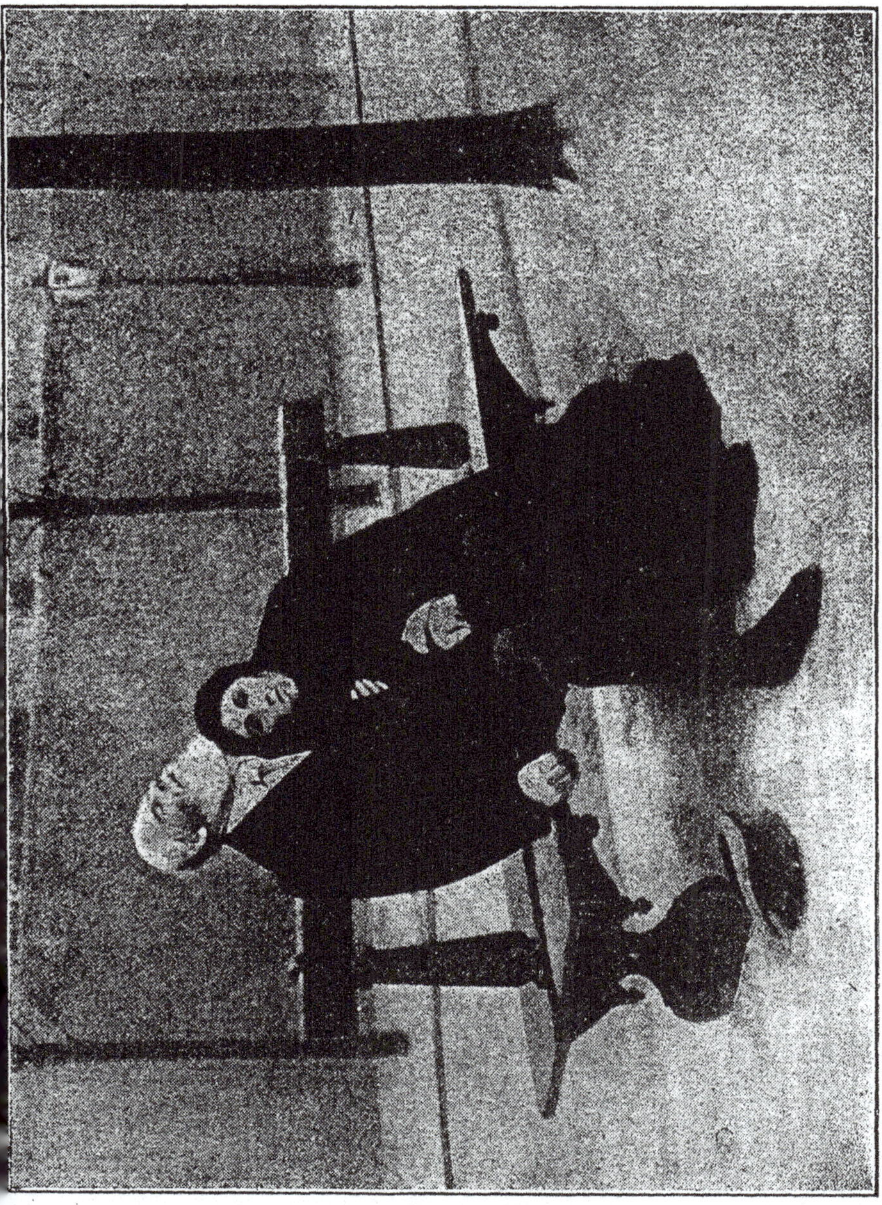

6.

IV

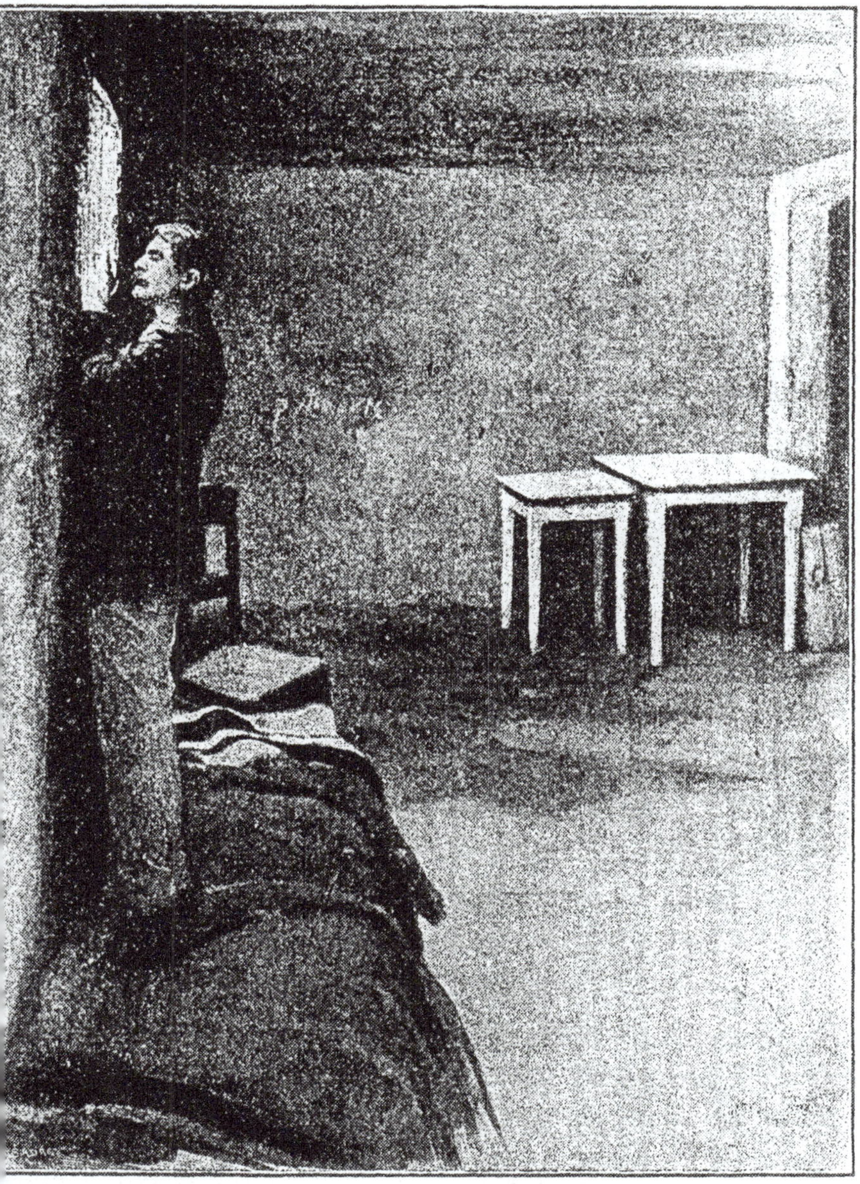

Nombre de syllabes :

PHRASES A RÉPÉTER :

2. *Papa.*
4. *Chapeau. Soulier.*
6. *Il fait froid. J'ai bien faim.*
8. *J'ai un mouchoir. J'ai les mains propres.*
10. *Je m'appelle Gaston. Oh ! le méchant chien !*
12. *Il pleut dans le jardin. Joseph fait ses devoirs.*
14. *Nous nous amusons beaucoup. J'ai attrapé une souris.*
16. *Nous irons à la promenade. Donnez-moi ce joli chapeau.*
18. *Charlotte vient de déchirer sa robe. J'ai donné deux sous à ce mendiant.*
20. *Il ne faut pas faire de mal aux oiseaux. Il fait nuit. Tout le monde va se coucher.*
22. *Le cheval traîne la voiture, la route monte, et la voiture est lourde.*
24. *Mes enfants, il faut beaucoup travailler pour vivre ; il faut aller tous les matins à votre école.*
26. *L'autre jour, j'ai vu dans la rue un joli chien jaune. Le petit Maurice a taché son tablier neuf.*
28. *Ernest est puni très souvent pour sa mauvaise conduite. J'ai acheté au bazar une belle poupée pour ma petite sœur.*
30. *Il a fait cette nuit un affreux orage avec des éclairs. Mon camarade a pris froid, il a la fièvre et tousse beaucoup.*
32. *Le métro est moins cher que l'omnibus, il ne coûte que deux sous. C'est drôle de voir à Paris des femmes cochers assises sur leur siège.*

VI

VII

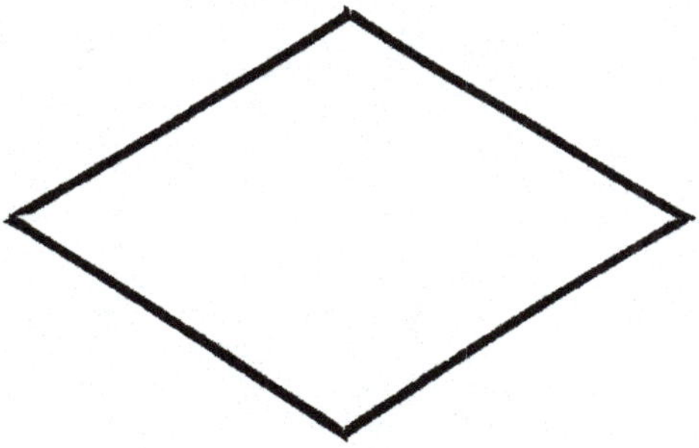

VIII

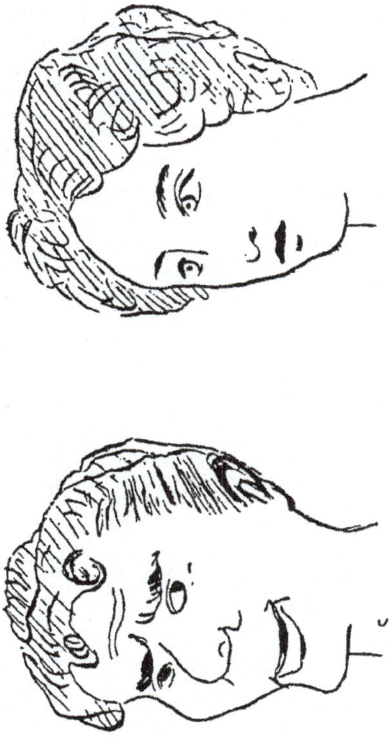

IX

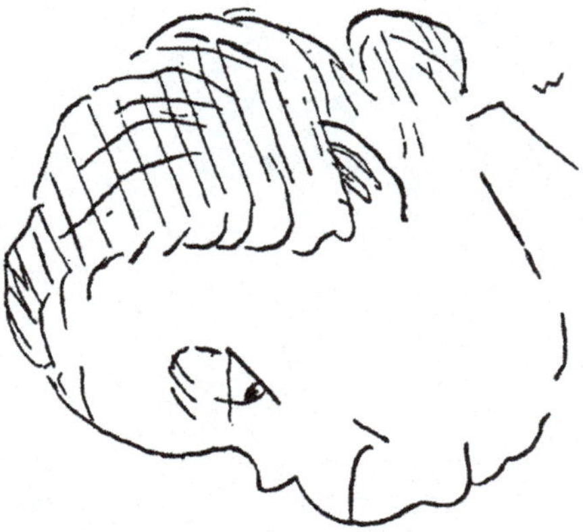

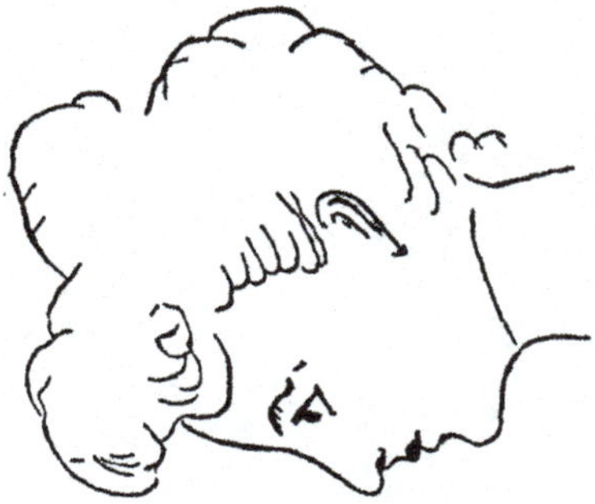

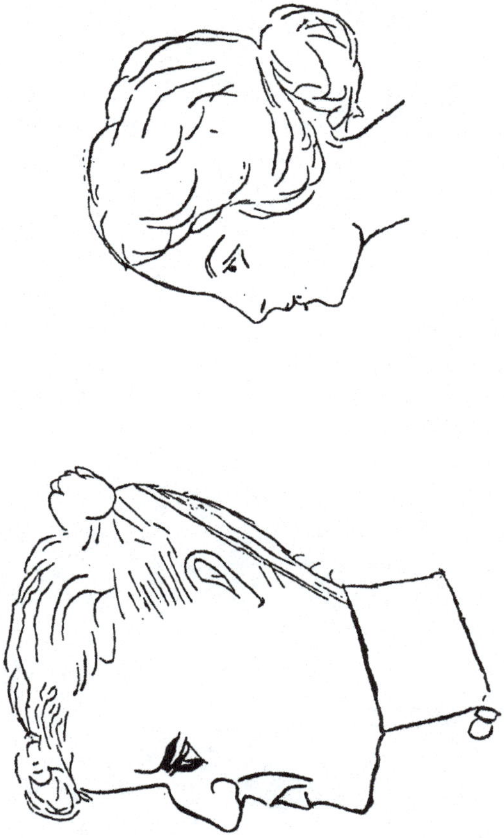

XI

XII

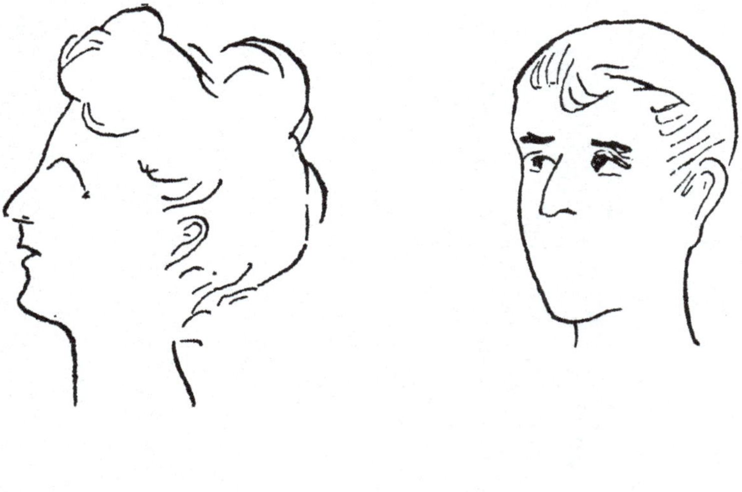

7.

XIII

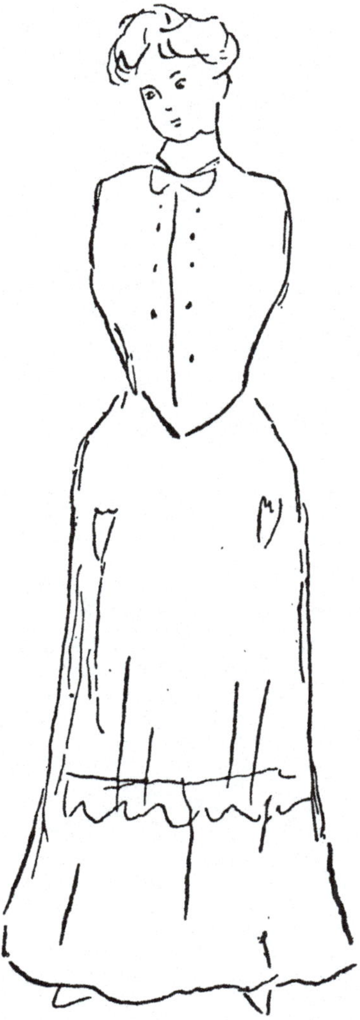

QUESTIONS

I. Questions faciles :

1o Lorsqu'on a manqué le train, que faut-il faire ?

2o Lorsqu'on a été frappé par un camarade sans qu'il l'ait fait exprès, que faut-il faire ?

3o Lorsqu'on a cassé un objet qui ne vous appartient pas, que faut-il faire ?

II. Questions difficiles :

1o Quand on est en retard pour aller à l'école, que faut-il faire ?

2o Avant de prendre parti dans une affaire importante, que faut-il faire ?

3o Pourquoi pardonne-t-on plutôt une mauvaise action exécutée avec colère qu'une mauvaise action exécutée sans colère ?

4o Si l'on vous demande votre avis sur une personne que vous connaissez peu, que faut-il faire ?

5o Pourquoi doit-on juger une personne d'après ses actes plutôt que d'après ses paroles ?

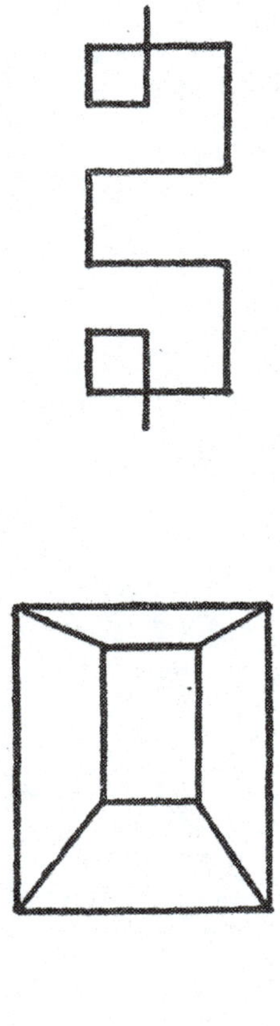

PHRASES A CRITIQUER :

1° *Un malheureux cycliste a eu la tête fracassée et il est mort sur le coup ; on l'a emporté à l'hôpital, et on craint bien qu'il ne puisse en réchapper.*

2° *J'ai trois frères : Paul, Ernest et moi.*

3° *On a trouvé hier sur les fortifications le corps d'une malheureuse jeune fille coupé en dix-huit morceaux. On croit qu'elle s'est tuée elle-même.*

4° *Il y a eu hier un accident de chemin de fer, mais ça n'est pas grave ; le nombre des morts est seulement de 48.*

5° *Quelqu'un disait : Si je me tue un jour de désespoir, ce ne sera pas un vendredi que je choisirai, car le vendredi est un mauvais jour qui me porterait malheur.*

XVII

XVIII

XIX

XX

8.

XXI

XXII

XXIII

UN DÉFEND
CHIEN BON SON
MAITRE COURAGEUSEMENT.

DE PRIÉ DEVOIR
MON J'AI MAITRE
CORRIGER MON.

SOMMES LA POUR
DE HEURE BONNE
NOUS CAMPAGNE PARTIS.

XXIV

FAITS DIVERS

1° Une personne qui se promenait dans une forêt s'est arrêtée tout à coup très effrayée, et a couru chez le commissaire de police le plus voisin pour l'avertir qu'elle venait de voir à une branche d'arbre un..... Un quoi ?

2° Mon voisin vient de recevoir de singulières visites : il a reçu tour à tour un médecin, un notaire et un prêtre. Que se passe-t-il donc chez mon voisin ?

XXV

PENSÉE D'HERVIEU

On a porté des jugements bien différents sur la valeur de la vie. Les uns la proclament bonne, d'autres la proclament mauvaise. Il serait plus juste de dire qu'elle est médiocre ; car, d'une part, elle nous apporte toujours un bonheur supérieur à celui que nous avons souhaité ; et, d'autre part, les malheurs qu'elle nous inflige sont toujours inférieurs à ceux que d'autres auraient souhaités pour nous. C'est cette médiocrité de la vie qui la rend équitable, ou plutôt qui l'empêche d'être radicalement injuste.

TABLE DES MATIÈRES

I

Echelle des tests

	Pages	N° des planches correspondant aux tests
Instructions générales	9	
1° Conditions nécessaires pour une bonne expérience	9	
Ordre dans lequel poser les questions	10	
Comment poser les questions, insister pour rompre un silence, accueillir les réponses de l'enfant	11	
2° Notation des réponses	14	
Utilisation et lecture des notes	17	

II

Description des tests

I.	Donner son nom de famille	21	
II.	Montrer son nez, ses yeux, sa bouche	21	
III.	Répétition de *chiffres*	22	I.
IV.	Les *gravures*	23	II à IV.
V.	Répétition de *phrases*	26	V.
VI.	Donner son sexe	26	
VII.	Nommer clé, couteau, sou	27	
VIII.	Comparer 2 lignes	27	VI.
IX.	Les *poids*	28	
	Comparer 2 poids	28	
	Ordination de 5 poids	29	
X.	Copier un carré, un losange	31	VII.
XI.	Expériences avec la *monnaie*	32	
XII.	Jeu de patience	37	
XIII.	Sommes-nous à présent le matin ou le soir ?	38	
XIV.	Définitions	38	
XV.	Comparaisons esthétiques	42	VIII à X.

		Pages	N° des planches correspondant aux tests
XVI.	Main droite, oreille gauche.....	42	
XVII.	Exécuter 3 commissions.........	44	
XVIII.	Nommer 4 couleurs	45	XI.
XIX.	Comparer 2 objets de souvenir ..	46	
XX.	Compter de 20 à 0	48	
XXI.	Lacunes de figures..............	49	XII-XIII
XXII.	Donner la date du jour	49	
XXIII.	Enumérer les mois	50	
XXIV.	Questions d'intelligence..........	50	XIV.
	Questions faciles	52	
	Questions difficiles	52	
XXV.	Copier 2 dessins de mémoire.....	55	XV.
XXVI.	Critique de phrases absurdes....	56	XVI.
XXVII.	Phrases avec 3 mots.............	58	
XXVIII.	Résister à une suggestion de lignes........................	60	XVII à XXII.
XXIX.	Plus de 60 mots en 3 minutes....	62	
XXX.	Définition de mots abstraits	63	
XXXI.	Deviner le sens de phrases en désordre	65	XXIII.
XXXII.	Trouver 3 rimes.................	66	
XXXIII.	Résoudre un problème de faits divers..........................	67	XXIV.
XXXIV.	Expérience de découpage........	68	
XXXV.	Reconstruire un triangle	70	
XXXVI.	Définir des différences de mots abstraits	71	
XXXVII.	Résoudre la question du Président..........................	72	
XXXVIII.	Résumer une pensée d'Hervieu ..	73	XXV.
	Tableau résumé des conditions suffisantes au passage des épreuves, pour les tests où la perfection n'est pas exigée.	75	

CAHORS & ALENÇON, IMP. COUESLANT. — 19.631

ANNEXE[22]

[22] Binet, A. (1911). Nouvelles recherches sur la mesure du niveau intellectuel chez les jeunes enfants. *L'Année Psychologique*, *17*, 145-201.

VI

NOUVELLES RECHERCHES SUR LA MESURE DU NIVEAU INTELLECTUEL CHEZ LES ENFANTS D'ÉCOLE

La méthode que nous avons proposée avec le Dr Simon pour mesurer le niveau intellectuel des enfants n'a pas passé inaperçue; elle a reçu des éloges, soulevé des critiques [1]; nous avons cru utile de la reprendre, et de la perfectionner; des collaborateurs dévoués, parmi lesquels nous sommes heureux de citer MM. Bichon, Levistre, Morlé, et Vaney, directeurs d'école à Paris, Mme Thévenot, directrice d'école à Paris, Mlle Giroud, M. Jeanjean, élèves de notre laboratoire, et diverses autres personnes, ont rassemblé des faits nouveaux qui nous ont permis d'apporter au plan primitif des modifications importantes. Les points que nous allons étudier spécialement sont les suivants :

1° Quelles modifications y a-t-il lieu d'introduire dans la série des épreuves?

2° Quelles sont les relations existant entre le niveau intellectuel et le niveau scolaire?

1. Outre les références que nous citerons dans le texte, signalons parmi les auteurs qui ont exposé, pratiqué ou critiqué cette méthode : H. H. Godard, The Binet and Simon tests of intellectual capacity, dans *The Training School*, 5 décembre 1908, 3-9 (l'auteur a appliqué la méthode à un grand nombre d'enfants anormaux); Guy Montrose Whipple, *Manual of Mental and Physical Tests*, Baltimore, 1910; à la fin du livre notre méthode est exposée tout au long, avec reproduction de nos gravures. Whipple a transformé quelques-uns de nos tests pour les rendre adaptables à des enfants anglais; par exemple les épreuves faites avec de la monnaie ont reçu les modifications nécessaires. Mais ce qui est curieux, c'est que l'auteur a cru utile de substituer à nos phrases à critiquer des phrases nouvelles, sous ce prétexte que nos phrases sont trop cruelles. Nous y parlons en effet de femme coupée en morceaux, d'un accident de train qui produit 48 morts, d'un homme qui se suicide; il paraît que ces histoires semblent effrayantes aux jeunes Américains. Nos jeunes Parisiens en ont ri. Quoi qu'il en soit, nous pensons que les phrases nouvelles de Whipple ne peuvent pas être acceptées avant d'être essayées expérimentalement. Rien ne prouve qu'elles présentent une difficulté de compréhension égale à celle des nôtres.

3° Quelles sont les modifications que présentent les expériences sur le niveau intellectuel d'un même enfant, mesuré à quinze jours d'intervalle?

4° Comment les instituteurs apprécient-ils, par leurs propres moyens, l'intelligence d'un enfant?

5° Quelle différence existe-t-il entre l'intelligence des enfants appartenant à des conditions sociales différentes?

6° Quelles sont les différences entre notre méthode et les méthodes avec tests non hiérarchisés?

7° Résumé de quelques travaux parus dernièrement sur notre méthode.

CORRECTIONS PROPOSÉES A L'ÉCHELLE MÉTRIQUE DE L'INTELLIGENCE

On a fait à notre échelle quelques objections qui nous ont paru justes; nous-mêmes, en l'employant, nous avons constaté ses défauts, et nous avons cherché à les réparer. Voici les points qui demandent des perfectionnements :

1° Certaines épreuves font double emploi. Ainsi, à cinq ans, il y a une épreuve de répétition d'une phrase de dix syllabes; on demande à un enfant de six ans de répéter une phrase de seize syllabes: nous supprimons cette seconde répétition, parce qu'elle ressemble trop à la première.

2° Il y a des épreuves qui exigent des connaissances dont on ne peut pas faire honneur à l'intelligence d'un enfant. Savoir son âge, savoir le compte de ses doigts, savoir réciter les jours de la semaine, prouve surtout qu'on a appris de ses parents ces petits renseignements; nous avons cru bon de supprimer ces trois épreuves.

3° Il y a des épreuves trop exclusivement scolaires, comme celle qui consiste à savoir lire en gardant de sa lecture un nombre donné de souvenirs, ou celle qui consiste à copier un modèle écrit, ou à écrire sous dictée. Nous supprimons tout cela, supposant que l'examen d'instruction, imaginé par M. Vaney, suffit à établir les connaissances scolaires d'un enfant. Qu'on recourre donc à cette méthode, toutes les fois que le besoin s'en fera sentir.

4° Il résulte des recherches précédentes que les épreuves de douze ans sont trop difficiles, celles de onze ans aussi. Nous avons donc reporté à douze ans la série ancienne de onze ans.

5° Enfin, pour remplir les lacunes produites par nos suppressions, nous avons imaginé quelques épreuves nouvelles, et nous les avons fait subir à de nouveaux sujets.

En tenant compte de toutes ces modifications, on obtient la série suivante.

(Les épreuves antérieures à six ans ne subissent aucun changement. Nous avons jugé inutile de les reproduire. On les trouvera dans l'*Année psychologique*, 1908, p. 59.)

6 ans.

Distinguer matin et soir.
Définir par l'usage.
Copier losange.
Compter 13 sous simples.
Comparer 2 figures esthétiques.

7 ans.

Main droite. Oreille gauche.
Décrire une gravure.
Exécuter 3 commissions.
Compter 9 sous simples et doubles.
Nommer 4 couleurs.

8 ans.

Comparer 2 objets de souvenir.
Compter de 20 à 0.
Indiquer lacunes de figures.
Donner date du jour.
Répéter 5 chiffres.

9 ans.

Rendre sur 20 sous.
Définir supérieurement à l'usage.
Reconnaître les 9 pièces de norte monnaie.
Énumérer les mois.
Comprendre des questions faciles.

10 ans.

Ordonner 5 poids.
Copier dessin de mémoire.
Critique de phrases absurdes.
Comprendre des questions difficiles.
Loger 3 mots en 2 phrases.

12 ans.

Résister à une suggestion de lignes.
Loger 3 mots en une phrase.
Dire plus de 60 mots en 3 minutes.
Définir trois mots abstraits.
Comprendre une phrase désarticulée.

15 ans.

Répéter 7 chiffres.
Trouver 3 rimes.
Répéter une phrase de 26 syllabes.
interpréter une gravure.
Résoudre un problème de faits divers.

Adulte.

Comprendre un découpage.
Construire un triangle.
Résoudre la question du Président.
Distinguer des mots abstraits.
Résumer la pensée d'Hervieu.

Nous nous sommes assurés que l'application de ces nouveaux tests ne produit aucun changement important dans les résultats; et d'autre part, comme le nombre d'épreuves est devenu un peu moindre, l'examen gagne en rapidité, ce qui est un avantage. En employant notre plan modifié, MM. Levistre et

Morlé, directeurs d'école, ont mesuré l'intelligence de plusieurs enfants d'école; nous indiquons dans le tableau I la distribution des élèves d'après ces recherches, combien sont d'un niveau intellectuel moyen, supérieur à la moyenne, inférieur à la moyenne[1]. D'autres expérimentateurs ont bien voulu faire des recherches pour nous; nous les avons utilisées; mais, pour des raisons qu'il serait trop long et peu intéressant d'exposer ici, nous ne les transcrivons pas pour le moment.

Tableau I.

Tableau montrant le nombre des enfants réguliers, avancés et retardés intellectuellement, pour les différents âges de la vie scolaire.

	AGE DES ENFANTS				
	7 ans.	8 ans.	9 ans.	10 ans.	12 ans.
Réguliers.	5	9	17	9	8
Avancés de 1 an	1	4	6	1	1
Avancés de 2 ans.		1	1	4	2
Avancés de 3 ans et plus. . .					4
Retardés de 1 an.	3	6	1	7	1
Retardés de 2 ans	1				4
Retardés de 3 ans et plus. . .					3

On voit qu'il existe des enfants avancés et retardés de plus de deux ans d'intelligence. Dans notre première étude, nous n'en avions pas rencontré ; la raison en est facile à comprendre : c'est que d'abord, lors de notre première étude, nous opérions seulement sur des enfants choisis parmi ceux qui sont réguliers dans leurs études. Si nous limitions ainsi notre champ d'expé-

1. Dans ce tableau, les chiffres ne sont pas des pourcentages, mais indiquent les nombres d'élèves soumis aux épreuves. Ainsi, pour l'age de sept ans, il n'y a eu que dix enfants étudiés; pour l'âge de huit ans, il y en a eu vingt, etc. Les écoles de MM. Morlé et Levistre sont situées dans des quartiers pauvres de Paris, rue des Récollets et rue de Sambre-et-Meuse, XIIe arrondissement. L'expérience nous a montré que ce sont là des circonstances importantes à noter.

riences, c'est que nous avions hâte d'arriver tout de suite à la connaissance des moyennes. et que les écarts individuels ne nous intéressaient pas encore. A chaque jour suffit sa tâche. Depuis , nous avons pensé qu'il vallait mieux ne pas sélectionner les élèves, et prendre les tout-venants. MM. Levistre et Morlé se sont attachés uniquement à prendre des élèves ayant, à deux mois près, un nombre rond d'années le jour de l'examen ; et dans leur contingent ils ont trouvé des retardés et des avancés scolaires : il en résulte que les écarts individuels d'intelligence sont devenus plus grands. Un autre directeur dont l'école est placée dans le quartier le plus riche de Paris, a bien voulu mesurer le niveau intellectuel de sept à huit enfants; il en a trouvé qui ont une avance intellectuelle de quatre ans, et même de cinq ans. Il ne faut donc plus considérer le retard ou l'avance de trois ans comme une anomalie.

On remarquera encore que d'après notre nouvelle échelle chaque âge compte exactement cinq épreuves. Nous avons introduit plus de régularité, par conséquent, dans le nombre des épreuves. L'échelle précédente, publiée en 1908, en comptait tantôt cinq par âge, tantôt six, tantôt sept. La modification que nous avons adoptée présente, entre autres avantages, celui de permettre une application plus rapide et plus approchée du niveau intellectuel. Voici la règle à suivre: on prend pour point de départ un âge pour lequel toutes les épreuves sont accomplies; et au-dessus de cet âge, on compte autant de cinquième d'années qu'il y a d'épreuves bien exécutées. Exemple : un enfant de huit ans a réussi toutes les épreuves de six ans, 2 de sept ans, 3 de huit ans, 2 de neuf ans, 1 de dix ans; il a donc le niveau de six ans, plus le bénéfice de huit épreuves, ou huit cinquièmes d'années; soit un an, trois cinquièmes, soit le niveau de sept ans, trois cinquièmes; ou plus simplement, 7,6. Ce calcul permet d'apprécier le niveau intellectuel avec des fractions. Mais qu'il soit bien entendu que ces fractions dans une appréciation aussi délicate, ne méritent point une confiance absolue, car elles varieraient vraisemblablement d'un examen à l'autre.

Il m'a paru bon de publier, une fois au moins, des chiffres exprimant combien de fois une épreuve donnée a été réussie et combien de fois elle a été ratée par les élèves des différents âges. J'ai donc calculé sur un grand nombre d'expériences anciennes et nouvelles le tableau II, qui a surtout, je me hâte de le dire, une valeur empirique. Il est intéressant à consulter

Tableau II

Tableau empirique des résultats obtenus dans des expériences relatives à la mesure du niveau intellectuel sur des enfants d'école primaire de Paris, appartenant à un milieu médiocre. Les chiffres du tableau indiquent les nombres bruts d'enfants des divers âges qui pour chaque test ont fourni un résultat positif, négatif ou douteux. Exemple : pour le problème de faits-divers, qui est un test de 15 ans, 2 enfants de 10 ans ont bien répondu, et 19 du même âge ont mal répondu. Ces résultats bruts ont besoin d'être commentés : se référer au texte.

DIFFÉRENTES ÉPREUVES	AGE DES ENFANTS														
	7 ans.			8 ans.			9 ans.			10 ans.			12 ans.		
	+	−	?	+	−	?	+	−	?	+	−	?	+	−	?
6 ans.															
Main droite, oreille gauche . .	12	4													
Comparer 2 figures	13	6													
Définir par l'usage.	24	2													
Exécuter 3 commissions. . . .	20	6													
Distinguer matin et soir. . . .	16	3													
7 ans.															
Indiquer des lacunes de figures.	10	10		7	2										
Copier losange.	22	7		10	0										
Répéter 5 chiffres.	15	15		5	5										
Décrire une gravure.	23	7		13		2									
Compter 13 sous simples. . . .	23	5		9	1										
8 ans.															
Compter 9 sous doubles. . . .	17	7		37	6		*18*	*0*							
Nommer 4 couleurs.	15	10		38	4	1	*19*	*1*							
Compter de 20 à 0.	12	13		36	7		27	2							
Comparer 2 objets de souvenir.	18	6	1	34	9		*17*	*1*	1						
Suggestion de lignes.															
9 ans.															
Donner la date du jour. . . .	20	0		13	5		35	0		17	0				
Définir mieux que par l'usage.	10	10		18	21	1	37	12		23	12				
Rendre sur 20 sous.	3	16		17	23		46	4		29	10				
Ordonner 5 poids.	5	11		11	29		27	24		22	20				
Copier de mémoire un dessin.															
10 ans.															
Énumération des mois							38	11		44	3		24	2	
9 pièces de monnaie.							40	6		41	6		23	3	
Loger 3 mots en 2 phrases. . .							12	33	5	20	25	2	21	5	
Comprendre 3 questions faciles.							40	9	1	41	6		30	0	
Comprendre 5 questions difficiles							10	37	3	14	32	2	22	7	2
12 ans.															
Critique phrases							14	25	3	15	25	2	23	10	
Loger 3 mots en 1 phrase. . .							8	32	4	10	22		27	7	
60 mots en 3″.							5	17		12	17		21	12	
Définitions abstraites							4	36	5	12	28	3	12	19	2
Mots à remettre en ordre. . .							3	20		10	12		22	11	
15 ans.															
Répéter 7 chiffres.										5	14		12	17	
Rimes.										10	29	2	16	12	2
Répéter 26 syllabes										4	18		7	16	1
Interpréter gravures.										3	36		9	11	1
Problème de faits-divers. . . .										2	19		10	18	

parce qu'il montre sur quel nombre d'enfants nous avons opéré; mais comme tous les résultats bruts, il a besoin d'être largement interprété; et peut-être même rectifié, car le résultat brut peut induire en erreur. Voici en effet ce qui s'est passé, lorsqu'on a fait les expériences. On a senti le besoin d'économiser l'effort de la recherche. Il faut en effet beaucoup de courage pour continuer pendant de longues après-midi un travail dont il ne peut sortir que des conclusions très petites, relativement à l'effort qu'on dépense. Ceci explique pourquoi lorsque nous avons mesuré les niveaux d'intelligence, nous n'avons pas fait toute la série d'expériences sur chaque enfant. Étant donné un enfant de huit ans, par exemple, nous avons pris sur lui les tests de huit, neuf et dix ans; et nous n'avons recouru à ceux de sept et de six ans que lorsque l'enfant n'avait pas réussi les précédents. En somme, nous avons économisé notre travail, ne faisant que ce qui était nécessaire pour établir le niveau intellectuel de chaque enfant, et ne nous préoccupant pas de rechercher quelle est la manière dont un test donné est compris par les enfants de tous les âges. Il en résulte une double conséquence, qui se fait bien sentir maintenant que nous cherchons à tabler tous ces résultats. Continuons, pour nous expliquer, à prendre l'exemple d'enfants de huit ans. Alors, que nous en avons 30 et plus qui ont subi les épreuves de huit ans, il n'y en a plus que 10 ou 15 qui ont subi celles de sept ans; de même, il n'y en a plus que 5 ou 6 qui ont subi celles de dix ans. Comment allons-nous donc être obligés de représenter ces résultats? Sur les 42 qui ont subi telle épreuve de huit ans, par exemple qui ont été appelés à nommer les couleurs, il y en a eu 38 qui ont fait des nominations exactes, et 4 qui ont commis au moins une faute de nom. Nous recueillons ces deux chiffres, dont la relation surtout est intéressante, et nous la portons à notre tableau. Mais pour les épreuves de sept ans, qui ont réuni un nombre bien inférieur de sujets de huit ans, peut-on procéder de même? 10 seulement ont été invités à répéter une série de 5 chiffres; 5 ont réussi, 5 ont échoué. Est-il correct d'inscrire ces chiffres sans commentaire, et de les considérer comme de même valeur que les chiffres 38 et 4? Évidemment non; car si on a essayé cette épreuve seulement sur 10 élèves pris dans le contingent des 42 élèves de huit ans, c'est qu'on a pensé, d'après l'ensemble des résultats, que c'étaient seulement ces 10 élèves-là dont les résultats étaient douteux *a priori*, et on a présumé que pour les 32 autres, les bonnes réponses étaient certaines d'avance. Il faudrait donc dire que 5 élèves ont échoué, non pas sur 10, mais sur le contingent de 42, ce qui change du tout au tout la proportion. Un raisonnement analogue peut être fait relativement aux épreuves de dix ans et de douze ans qu'on a fait subir à quelques-uns de ces élèves de huit ans; tous ceux à qui on a négligé de présenter l'épreuve peuvent être considérés comme n'ayant pas pu la réussir, car si on ne l'a pas tentée sur eux, c'est que d'après les résultats mauvais qu'ils avaient fournis pour des expériences plus faciles, ils n'avaient aucune chance d'en donner de bons pour des épreuves plus difficiles; aussi dans le cas où il y a 5 de ces sujets qui réussissent une certaine épreuve de dix ans et 5 qui échouent, il faudra inscrire non pas 5 réussites sur 10 sujets, ni 5 réussites sur 5 échecs, mais bien 5 réussites sur 42 échecs.

Je ne me dissimule pas qu'il y a quelque arbitraire à présenter les chiffres de cette manière; mais je crois que l'absence d'interprétation est encore plus dangereuse. En tout cas, après avoir calculé ce tableau des résultats empiriques, j'ai pensé nécessaire d'en calculer un autre, où les chiffres sont interprétés de la manière que je viens d'indiquer : c'est-à-dire en calculant les bonnes et les mauvaises réponses d'après les règles de probabilité dont j'ai essayé de montrer la justesse. C'est à ce tableau III qu'il faut se référer pour juger de la valeur des tests.

Ce tableau III a été construit sur des expériences faites en moyenne sur 20 enfants par âge; je dois ces expériences, qui ont été faites de la manière la plus attentive et la plus sérieuse, à M. Levistre et à M. Morlé. Ces deux directeurs ont leur école située dans le dixième arrondissement de Paris; la population qui fréquente l'école est de situation sociale médiocre (rue des Récollets et rue de Sambre-et-Meuse). On sait combien ces indications sont importantes pour se rendre compte de la valeur de nos chiffres : car suivant la richesse de la population, le niveau intellectuel des enfants se modifie.

Enfin, on remarquera que l'ordre nouveau d'épreuves que nous proposons est justifié par les chiffres du tableau : nous avons rangé les épreuves d'après leur difficulté, et les plus faciles sont placées avant les plus difficiles. Le degré de difficulté est indiqué par les chiffres. Ces chiffres sont rapportés toujours à dix. Ainsi, 8 signifie que 8 enfants sur 10 ont bien fait l'épreuve.

Il arrive parfois que pour une épreuve, il se produit des

Tableau III.

Tableau-type des résultats obtenus dans des expériences sur la mesure du niveau intellectuel, sur des enfants d'école primaire appartenant à un milieu médiocre de Paris. Les chiffres du tableau sont des proportions de réussite rapportées à 10. Ainsi, le chiffre 5 signifie que 5 enfants sur 10, soit la moitié, ont réussi l'épreuve.

DIFFÉRENTES ÉPREUVES	ÉCOLES DE M. L. ET DE M. M. SITUÉES A PARIS RUE DES RÉCOLLETS ET RUE SAMBRE-ET-MEUSE — AGE DES ENFANTS				
	7 ans.	8 ans.	9 ans.	10 ans.	12 ans.
6 ans.					
Distinguer matin et soir. . . .	10	10			
Définir par l'usage	10	10			
Copier losange.	9	10			
Compter 13 sous simples . . .	9	10			
Comparer 2 figures esthétiques.	9	10			
7 ans.					
Main droite, oreille gauche . .	8	10			
Décrire une gravure	7	10			
Exécuter 3 commissions. . . .	7	10			
Compter 9 sous simples et doubles	4	9	10		
Nommer 4 couleurs.	4	9	10		
8 ans.					
Comparer 2 objets de souvenir.	4	8	10	10	
Compter de 20 à 0	3	9	10	9	
Indiquer lacunes figures . . .	3	8			
Donner date du jour	4	8	10	10	
Répéter 5 chiffres.	2	5			
9 ans.					
Rendre sur 20 sous.		4	10	9	10
Définir mieux que par l'usage.		3	6	7	7
Pièces de monnaie		2	10	9	9
Mois		2	8	10	9
Comprendre des questions faciles		2	9	9	10
10 ans.					
Ordonner poids.		1	5	6	
Copier dessin mémoire		2	4	5	
Critiquer phrases absurdes. .			4	5	8
Loger 3 mots en 2 phrases. .			3	5	8
Comprendre questions difficiles			3	3	7
12 ans.					
Suggestion de lignes			2	3	
3 mots en 1 phrase.			2	4	8
60 mots en 3 minutes.			2	4	5
Définitions abstraites.			1	2	4
Phrases désarticulées.			1	4	7

irrégularités étonnantes. Elle est réussie par les 10 enfants de neuf ans, c'est-à-dire par tous, et seulement par 9 enfants de dix ans; c'est tout à fait inexplicable en théorie, car il est certain que les enfants de dix ans sont plus intelligents que leurs cadets en général; sans doute, il s'est glissé dans le contingent de dix ans quelques enfants peu intelligents ou distraits, qui ont amené cette défaillance. On saisit là la différence qui existe entre une courbe théorique et une courbe expérimentale; celle-ci présente presque toujours de petites imperfections. Il ne faut pas effacer ces imperfections; elles sont la preuve de la sincérité des expériences; lorsqu'une courbe expérimentale est d'une beauté trop régulière, c'est souvent la preuve qu'elle a été dessinée de chic.

Notre tableau III est à retenir, pour juger les résultats que d'autres observateurs obtiendront par la suite; il est une norme. Si les résultats recueillis dans d'autres milieux s'en éloignent, il faudra en chercher les raisons, soit dans une incapacité de l'expérimentateur, soit aussi dans des différences de milieu social; nous reviendrons dans un instant sur ces différences de milieu social et nous en montrerons l'importance.

Quelques explications additionnelles sont nécessaires pour les nouvelles épreuves que nous proposons.

Copier un dessin de mémoire (épreuve de dix ans). — On montre pendant dix secondes une carte sur laquelle sont les dessins ci-dessous, et on prie le sujet de les reproduire de

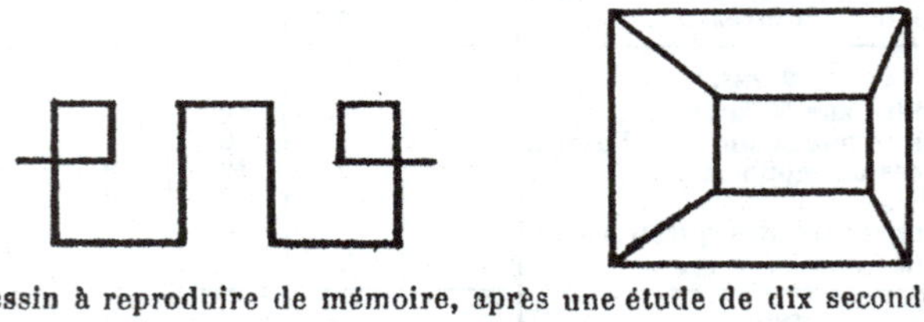

Dessin à reproduire de mémoire, après une étude de dix secondes.

mémoire. D'avance, avant de découvrir les dessins, on prépare l'attention du sujet, en lui disant que des dessins vont lui être montrés, qu'il devra les reproduire de mémoire, et que l'exposition des dessins devant ses yeux ne durera que dix secondes, ce qui est peu. Il est assez difficile d'apprécier l'exactitude de reproduction, sans prendre une foule de mesures qui seraient fastidieuses et inopportunes. Nous avons adopté la règle suivante, qui en pratique est assez commode : l'épreuve est tenue pour franchie quand un des dessins est reproduit exactement et que l'autre dessin est représenté à moitié. La section de prisme est toujours présentée à gauche, c'est sur elle que l'élève fixe d'ordinaire sa première attention, et c'est pour cette raison sans doute que cette figure est mieux reproduite que la grecque.

SUGGESTION DE LIGNES. — Cette épreuve appartient à l'âge de douze ans. On a préparé d'avance un petit cahier de papier blanc contenant six pages. Sur la première page on a tracé à l'encre deux lignes, *a* et *b*, dont la première, celle de gauche, a quatre centimètres et la seconde cinq ; elles sont sur le prolongement l'une de l'autre, séparées par un intervalle d'un centimètre; à la deuxième page, deux lignes sont disposées semblablement; mais la première, celle de gauche, a cinq centimètres; celle de droite en a six; à la troisième page, la ligne de gauche a six centimètres, et celle de droite en a sept. Dans chacune des trois pages qui suivent, il y a deux lignes disposées de la même manière; seulement elles sont égales, et d'une longueur de sept centimètres. On a donc, si on désigne les lignes par les lettres de l'alphabet, l'ordre suivant :

$$\begin{array}{l} a > b \\ c > d \\ e > f. \\ g = h \\ i = k \\ l = m. \end{array}$$

En montrant les trois premiers couples de lignes, l'expérimentateur dit simplement à l'enfant : « Quelle est la plus grande de ces deux lignes ? » Quand il arrive aux trois derniers couples, il change légèrement la forme de l'interrogation, et il se borne à dire : « Et là ? » On considère l'enfant comme ayant réussi lorsque deux fois au moins sur trois, il s'est aperçu que les lignes sont égales. L'expérience prouve que les enfants très jeunes, même des enfants de sept ans, sont capables de distinguer la différence entre les lignes *a* et *b*, *c* et *d*, *f* et *g*. Quand on arrive aux lignes égales, l'enfant se trouve l'objet de deux influences; il y a d'abord une influence d'entraînement; jusque-là, pendant trois fois, l'enfant a vu que la ligne de droite est la plus grande; il est donc porté à supposer que cela va continuer ; c'est une supposition, une généralisation, dans le cas où l'on admettrait que l'opération est consciente et réfléchie; mais nous pensons que le plus souvent il n'y a nulle opération consciente, mais une tendance irréfléchie, un automatisme naissant, une habitude. C'est plutôt une ébauche d'habitude, et certainement elle n'est pas bien forte, mais enfin, elle existe, et elle peut déterminer à elle seule le sens des réponses, si aucune cause de sens contraire ne vient annihiler son action. La seconde influence, c'est précisément la réflexion, appuyée sur la perception des lignes; un simple coup d'œil suffit à montrer que la ligne de droite a cessé d'être plus grande que celle de gauche. Et si l'enfant s'en rend compte, il va résister à son automatisme, il cessera de dire que la ligne de droite est la plus grande, il répondra au contraire qu'elles sont égales. Ainsi analysé théoriquement, ce test apparaît comme une révélation de la suggestibilité de l'enfant; le plus suggestible est celui qui est pris par l'automatisme pour les trois derniers couples de lignes; le moins suggestible est celui qui déclare égaux ces trois couples de lignes; et enfin, nous admettons, selon la règle que nous avons appliquée jusqu'ici, qu'il suffit de deux bonnes réponses sur trois pour avoir franchi l'épreuve.

Comme le terme de suggestibilité a plusieurs sens, il importe d'ajouter qu'ici il s'agit d'une suggestibilité non par défaut de caractère ou de jugement, mais par étourderie, manque d'attention. C'est parce que l'enfant se laisse aller au fil de l'habitude et ne fait pas attention à la longueur réelle des nouvelles lignes qu'on lui présente, qu'il tombe dans le piège. Mais je ne suis pas sûr que cette analyse de cette forme particulière de suggestibilité soit tout à fait correcte. Rarement la suggestibilité dépend uniquement de l'intelligence; le caractère et le sentiment y apportent un appoint. L'enfant qui a pris l'habitude, sous l'œil du maître, de répondre que la plus grande ligne est celle de droite, est comme incité émotionnellement à persister dans cette désignation de la droite; il s'y croit forcé; s'il s'aperçoit qu'il commet une erreur, il en est parfois honteux, il rougit, il se sent mal à l'aise; et il n'ose pas se corriger, il continue son erreur. Il y a là un petit trouble émotionnel qui est très curieux et encore mal analysé.

L'épreuve est assez sérieuse pour que les enfants de sept ans y succombent; d'après des expériences très soigneuses de M. Morlé, sur 10 enfants de sept ans, tous sont tombés dans le piège; sur 10 enfants de huit ans, un seul l'a évité; sur 12 enfants de neuf ans, 2 l'ont évité; sur 13 enfants de dix ans, 5 l'ont évité.

Un dernier mot sur cette expérience. On pourrait croire que l'automatisme doit être surtout grand pour le couple *g-h*, qui suit les couples où une différence de longueur existe réellement. Il ne paraît pas qu'il en soit ainsi. En faisant bloc des réponses données par tous les enfants, on trouve autant de réponses erronées pour les couples *g-h*, *i-k* et *l-m*.

J'avais d'abord pensé à un dispositif un peu différent qui avait pour but d'éviter ce qui me semblait être une cause d'erreur. Autant il est facile de saisir une petite différence de longueur entre deux lignes, me disais-je, autant il est difficile de juger qu'elles sont de même longueur; il pouvait donc résulter de là une certaine difficulté pour les enfants à se prononcer; et peut être, avais-je pensé, vaudrait-il mieux changer la nature des pièges, en renversant l'inégalité des lignes de la manière suivante :

$$a < b$$
$$c < d$$
$$e < f.$$
$$g > h$$
$$i > k$$
$$l > m.$$

On le voit, dans cette nouvelle disposition, les trois derniers couples ont cessé d'être égaux, et c'est là l'innovation; *g* est devenu plus grand que *h*, de 5 millimètres; même différence pour les autres couples. Or, il s'est trouvé qu'avec cette modification l'expérience est devenue beaucoup trop facile. L'enfant qui avait pris l'habitude de désigner comme la plus grande la ligne de droite, n'a pas pu conserver cette habitude, quand on lui a montré les nouveaux couples, parce que la supériorité de longueur de la ligne de gauche lui a sauté aux yeux. D'après les recherches de M. Morlé, tous les enfants de sept ans, de huit, de neuf et de dix ans sur lesquels il a expérimenté ont triomphé de l'épreuve; elle est trop facile pour ce que nous voulons en faire, et nous l'avons rejetée. Nous avons conservé la première forme, avec trois couples de lignes inégales, puis trois couples de lignes égales; et nous en avons fait un test de douze ans.

Différences abstraites (épreuve pour l'adulte). — « *Quelle différence existe-t-il entre la paresse et l'oisiveté? — Entre un événement et un avènement? — Entre une évolution et une révolution?* » Telles sont les questions qui sont posées. Deux bonnes réponses suffisent. Il est nécessaire, en distinguant *oisiveté* de *paresse*, de bien indiquer que l'oisiveté provient d'une circonstance extérieure, tandis que la paresse vient du caractère. Pour la distinction entre l'*événement* et l'*avènement*, il est à peine besoin de rappeler que l'événement est un fait quelconque, tandis que l'avènement est la montée d'un roi sur le trône. L'*évolution* est un changement lent, progressif, la *révolution* est un changement brusque; quelques personnes prennent le mot évolution dans le sens de manœuvre d'une troupe, et révolution dans le sens d'une insurrection populaire grave; dans ce cas, la distinction est moins bonne, car les deux mots sont différents sans s'opposer, et il doit être entendu que nous cherchons ici des oppositions et non de simples différences. Cependant, on admettra ces réponses comme valables.

Pensée a résumer (épreuve pour l'adulte). — On lit à haute voix, lentement, avec le ton, la pensée suivante, que nous appelons habituellement la pensée d'Hervieu; ce n'est que sa pensée délayée; il avait écrit trois lignes, cela ne s'adaptait pas à nos besoins; nous avons donc amplifié sa pensée pour empêcher qu'elle fut retenue uniquement par la mémoire, ce qui aurait pu arriver si elle avait été aussi courte.

On a porté des jugements bien différents sur la valeur de la vie. Les uns la proclament bonne, d'autres la proclament mauvaise. Il serait plus juste de dire qu'elle est médiocre; car, d'une part, elle nous apporte toujours un bonheur inférieur à celui que nous avons souhaité; et d'autre part les malheurs qu'elle nous inflige sont toujours inférieurs à ceux que d'autres auraient souhaités pour nous. C'est cette médiocrité de la vie qui la rend équitable, ou plutôt qui l'empêche d'être radicalement injuste.

Avant de commencer cette lecture, on avertit le sujet qu'il doit écouter avec soin, et qu'on lui demandera, la lecture une fois faite, de répéter le sens du morceau. De cette manière, on porte l'expérience sur le terrain de la mémoire; et celui qui n'aura pas réussi à comprendre le sens un peu subtil de la pensée d'Hervieu, n'aura pas le petit chagrin d'amour-propre de constater qu'il manque de compréhension; il accusera une défaillance de mémoire et d'attention, ce qui est infiniment moins pénible. La pensée centrale, celle qu'il faut reproduire, est la suivante : « La vie n'est ni bonne ni mauvaise, mais médiocre, car elle est inférieure à ce que nous désirons, et meilleure que ce que d'autres désirent pour nous ». Peu importent les termes employés; l'essentiel est que la pensée soit bien comprise; et on en doutera d'autant moins que le sujet s'astreindra moins à la répétition du mot à mot.

Question du Président (expérience pour l'adulte). — Question posée : « Il y a trois différences principales entre un roi et un président de la République. Quelles sont-elles? » « Les trois différences sont les suivantes : la royauté est héréditaire, elle a la durée de la vie du monarque, et elle comporte des pouvoirs étendus; un président de la République est élu, il a un mandat qui ne dure qu'un temps, et ses pouvoirs sont moins étendus que ceux d'un roi. »

QUELLES SONT LES RELATIONS ENTRE LE NIVEAU INTELLECTUEL ET LA SITUATION SCOLAIRE?

Lors de nos premières recherches, en 1908, nous avions prié les Directeurs de ne nous amener que des enfants réguliers dans leur instruction; cette fois-ci, nous avons pris tous les enfants qui avaient, à deux mois près, un nombre rond d'années, et on nous a désigné des enfants en retard, des enfants en avance, et des enfants réguliers. Le contingent sur lequel nous avons opéré n'a donc pas été sélectionné. Nous avons mesuré l'intelligence d'environ 100 enfants; sur ce nombre, il y en avait :

Réguliers.	64.		
En avance.	12. . . .	avance de 1 an. . .	12
		avance de 2 ans. .	0
En retard.	21. . . .	en retard de 1 an .	17
		en retard de 2 ans.	3
		en retard de 3 ans.	1

Il était donc naturel de rechercher quels sont les écarts qui s'observent entre le niveau intellectuel et la faculté scolaire. Jusqu'ici, nous n'avons pas encore pu étudier ces écarts; nous avons simplement signalé ce fait que les écarts scolaires sont plus grands que les écarts intellectuels, et que par exemple les enfants anormaux qui ont parfois des retards d'instruction égaux à six ou sept ans, n'ont point de retards équivalents d'intelligence. Mais ce ne sont là que des vues partielles. Sur nos cent petits élèves qui tous sont normaux, voyons comment se distribue l'intelligence selon la situation scolaire. Faisons la moyenne de la différence qui s'observe entre les deux chiffres exprimant les deux niveaux; un enfant a un retard scolaire de deux ans par exemple et un retard intellectuel de un an; la différence est de un an. A quoi s'élève la différence moyenne?

Elle est très faible, exactement de 0 années, 7; en d'autres termes, elle est d'une demi-année. C'est dire qu'en général, les enfants ont une intelligence en rapport avec leur degré d'instruction. Ainsi se confirme la règle que nous avons proposée depuis quelque temps déjà pour sélectionner vite les enfants les plus intelligents d'une école : prendre dans chaque classe les plus jeunes; car les plus jeunes sont les plus avancés dans leurs études; et comme, ainsi que nous le voyons maintenant, l'intelligence va généralement de pair avec le degré d'instruction, les plus avancés dans leurs études auront des chances de prendre rang parmi les plus intelligents.

Ce n'est pas que cette règle soit absolue; c'est une règle empirique, une résultante produite par un certain nombre de facteurs; et si ces facteurs font défaut, la règle cesse de s'appliquer. On peut, avec grande vraisemblance, imaginer des enfants de la campagne qui sont restés trop longtemps à garder les vaches; quand ils arrivent dans les écoles, ils sont très en retard, mais ce retard n'a pas la valeur d'un signe d'inintelligence. Dans ce cas se trouve un de nos sujets, un jeune enfant de douze ans, le nommé Dufour; il présente, comme niveau intellectuel, celui de douze ans; il est donc un régulier de l'intelligence. Mais pour l'instruction, quel retard? Il est dans le cours élémentaire, deuxième année. Son maître, à qui nous demandons divers renseignements sur les élèves mensurés, écrit pour le jeune Dufour : « milieu peu instruit, peu favorable aux progrès intellectuels; l'enfant est resté très tard à la campagne; fréquentation scolaire peu régulière pour cause de maladie. Fréquente l'école depuis six mois ». Ces renseignements, quoique brefs, indiquent clairement que le retard d'instruction de Dufour n'est pas le résultat d'un état d'arriération intellectuelle. Nous avons appris depuis que ce jeune élève fait des progrès rapides, et qu'il est en train de rattraper le temps perdu. Cela confirme la démonstration donnée par la mesure de son niveau intellectuel.

Si le cas de Dufour s'explique par une insuffisance de scolarité, d'autres cas s'expliquent par de la paresse, ou par quelque autre raison spéciale. J'ai fait, avec M. Levistre, directeur d'école, l'analyse des circonstances pouvant expliquer un écart de deux ans entre le niveau scolaire et le niveau intellectuel des enfants de son école; cette analyse a été faite pour six enfants; et voici ce qu'on a remarqué; pour deux enfants, l'explication n'a pas été trouvée; pour un des enfants, qui est un régulier scolaire et au contraire un retardé de l'intelligence, le directeur m'a appris que cet enfant a été placé comme bouche-trou dans une classe supérieure à ses forces; par conséquent le chiffre exprimant sa situation scolaire n'est pas exact et ne doit pas être pris en considération; quant aux trois autres qui ont plus d'intelligence que d'instruction, ce sont tous les trois des paresseux. Ainsi, je crois bien qu'un examen minutieux et impartial des faits aboutirait le plus souvent à une explication des anomalies apparentes.

Quoi qu'il en soit, la comparaison en chiffres des niveaux intellectuels et scolaires donne lieu à une considération bien intéressante : c'est que jamais, ou pour ainsi dire jamais, un élève ne présente deux signes de sens contraire pour son niveau intellectuel et pour son niveau scolaire. Ainsi, un retardé scolaire d'un an peut être soit un retardé d'intelligence, soit un régulier d'intelligence; il ne sera jamais un avancé de l'intelligence; ayant le signe + pour un de ses niveaux, il n'aura pas le signe — pour un autre de ses niveaux. Une seule exception à cette règle s'est présentée dans cent examens de niveaux [1]; c'est tout à fait insignifiant. En termes moins abstraits, c'est dire que lorsqu'un enfant a décidément une intelligence brillante, il n'est jamais en retard pour ses études; que lorsqu'il a une intelligence décidément au dessous de la moyenne; il ne peut pas être en avance pour ses études. C'est dire aussi que lorsqu'un enfant est en retard pour ses études, il ne peut pas être un sujet brillant; et que lorsqu'il est en avance, il ne peut pas avoir une intelligence médiocre.

Comme cette constatation ne manque pas d'importance, je crois utile de l'appuyer par de nouvelles combinaisons de chiffres. Ces combinaisons se trouvent détaillées dans le tableau IV.

Ainsi qu'on le voit, il existe une corrélation remarquable entre ces deux niveaux; et nous pouvons l'exprimer de la manière suivante : quand les enfants sont en retard dans leurs études, ils ont une chance pour avoir une intelligence moyenne, contre deux chances pour avoir une intelligence supérieure à la moyenne, et aucune chance pour être brillants; s'ils sont réguliers dans leurs études, ils ont une chance pour être brillants d'intelligence, une chance pour être lourds d'intelligence, et

1. Des recherches ultérieures faites sur trente enfants ont encore montré la justesse de cette règle, sans qu'aucune exception se soit présentée.

deux chances pour être moyens d'intelligence; s'ils sont en avance dans leurs études, ils ont autant de chances à peu près pour être réguliers ou brillants d'intelligence. Certes, ce n'est pas une démonstration du parallélisme entre la faculté intellectuelle et la faculté scolaire; on devine bien que ces deux facultés sont indépendantes; mais elles ne sont pas contradictoires, elles se développent dans le même sens; et c'est une nouvelle preuve de cette vérité, à défendre contre tant d'esprits paradoxaux, que les premiers à l'école ont des chances d'être les premiers dans la vie.

Tableau IV.

Ce tableau montre les relations entre le niveau de l'intelligence et le niveau scolaire.

	ENFANTS EN RETARD D'INSTRUCTION SCOLAIRE	ENFANTS RÉGULIERS D'INSTRUCTION SCOLAIRE	ENFANTS EN AVANCE D'INSTRUCTION SCOLAIRE
Intelligence supérieure à la moyenne.	1	16	7
Intelligence moyenne. . . .	9	33	5
Intelligence inférieure à la moyenne.	14	16	0

Avant d'abandonner ce point, je veux signaler une petite question très spéciale, qui n'a peut-être d'intérêt que pour les expérimentateurs de profession. Après avoir constaté combien la situation scolaire d'un enfant nous renseigne sur son intelligence, je me suis demandé si on n'obtiendrait pas une détermination plus exacte en remplaçant la situation scolaire brute par ce qu'on pourrait appeler la *situation scolaire appréciée.* Voici ce qu'il faut entendre par ces termes. Dans certaines écoles, une classe peut avoir un niveau très faible; ou bien un élève qui appartient à tel cours pourrait, étant donné qu'il est toujours dans les premiers, être considéré comme appartenant à un cours plus élevé; ou bien, s'il est toujours dans les derniers, il serait juste de le considérer comme appartenant à un cours plus faible. J'ai donc prié des directeurs d'école de rectifier la situation scolaire de leurs élèves, en tenant compte de ces différentes données; et j'ai ensuite calculé si la situation scolaire appréciée présente, avec le chiffre du niveau intellectuel, des écarts moindres que la situation brute. J'ai été bien étonné de voir que l'écart est supérieur dans le premier cas. Pour une série de 45 élèves, qui ont été soigneusement étudiés à ce point de vue, l'écart moyen est de 0,66 entre le niveau intellectuel et le niveau scolaire (c'est-à-dire un peu plus d'une demi-année) quand le niveau scolaire est brut, et il est de 0,83 (c'est-à-dire un peu moins d'une année entière) quand le niveau scolaire a été rectifié par une appréciation. La différence est petite, mais assez constante. Comment l'expliquer? Il semble que du moment qu'on fait une appréciation sérieuse et approfondie du degré d'instruction d'un enfant, le chiffre auquel on aboutit devait être meilleur, plus significatif que celui qui résulte d'une situation un peu arbitraire; on pouvait donc prévoir que le niveau scolaire apprécié serait celui qui se rapprocherait le plus du niveau d'intelligence. Après avoir cherché l'explication de cette petite énigme, je crois l'avoir trouvée. En fait, lorsqu'un directeur opère le classement d'un enfant dans les cours d'une école, il tient compte de beaucoup de considérations; et parmi ces considérations, il y en a une, toujours importante, l'âge de l'enfant. Au contraire, lorsqu'un maître cherche à apprécier au plus juste la situation d'instruction d'un enfant, il n'y a pas à tenir compte de son âge; il en résulte que le chiffre des situations scolaires appréciées s'éloigne davantage de l'âge des enfants que le chiffre des situations scolaires réelles. Je m'en suis aperçu. Or, il est évident que l'âge entre comme facteur très important dans la formation de l'intelligence; et c'est pour cela que les situations scolaires réelles s'accordent assez bien avec le niveau intellectuel : c'est pour cela aussi que les situations scolaires appréciées, tenant moins de compte de l'âge, s'accordent moins étroitement avec le niveau intellectuel; elles éliminent davantage ce facteur de l'âge, qui a son importance.

DE L'EFFET DE LA RÉPÉTITION SUR LA PRISE DU NIVEAU

Un pédagogue belge, qui avait essayé nos tests de psychologie sur tous les élèves de son école, m'écrivait un jour qu'il serait désirable d'avoir des tests de remplacement, afin de pouvoir suivre d'année en année les progrès d'un même élève. Ce désir est bien légitime. Nous pensons qu'il sera facile de trouver des tests de remplacement; il suffira d'un peu de patience, d'un peu de collaboration surtout. La méthode est si simple! En attendant que cette lacune soit comblée, j'ai cru bon de faire rechercher si un même expérimentateur, prenant à quinze jours d'intervalle le niveau d'un même enfant, arrive sensiblement aux mêmes conclusions. Sur ce point, je n'avais que des conjectures vagues; je savais, par des recherches antérieures sur l'attention et l'adaptation, que les enfants font des progrès assez rapides dans les expériences, surtout quand on les prend individuellement, ce qui écarte les chances de distraction et d'ennui. Je pouvais donc supposer que si la mesure du niveau se faisait individuellement, chaque élève gagnerait plus ou moins d'une séance à l'autre.

M. Jeanjean a bien voulu consacrer deux après-midi à cette question. Il connaissait suffisamment la méthode pour la pratiquer correctement. Il examina 5 enfants une première fois le 26 avril 1910; il nota les résultats, puis les renvoya en classe, sans bien entendu les prévenir de ses intentions; et il les examina de nouveau le 10 mai de la même année. Les examens furent faits en présence de M. Vaney, directeur de l'école rue Grange-aux-Belles, et sur les enfants de son école. Les 5 enfants servant de sujets avaient tous à peu près neuf ans.

Il y a eu progrès sensible pour tous, au moment du deuxième examen, et ce progrès, naturellement, doit être mis sur le compte de l'accoutumance. Nous entendons ici par accoutumance une meilleure adaptation, une meilleure compréhension de ce qui est requis; peut-être les élèves ont-ils parlé ensemble de l'expérience, et ont-ils demandé à leurs camarades des renseignements. Cela n'est pas impossible. Un d'entre eux, le jeune Allain, avait été déjà examiné par nous deux ans auparavant, paraît-il, et il apprit à M. Jeanjean qu'il se souvenait que dans le test de reddition de monnaie il faut rendre 16 sous pour être correct.

Voici comment se décomposent les résultats. On fit sur chaque élève de 22 à 23 épreuves. Or, sur ce nombre, il y a eu des variations pour deux ou trois ou même quatre épreuves, les autres restant équivalentes. Dans la série de chiffres qui suit, nous avons indiqué, sous le titre de nombre d'échecs nouveaux, le nombre de tests que les sujets avaient réussis la première fois et qu'ils ont ratés à la seconde épreuve; sous le titre de nombre de réussites nouvelles, nous indiquons le nombre de tests ratés à la première épreuve et réussis à la seconde.

Noms des élèves.	Nombre d'échecs nouveaux.	Nombre de réussites nouvelles.	Total des variations.
—	—	—	—
Allain	1	3	4
Bouchard . .	0	3	3
Danel	1	2	3
Guillemin . .	0	2	2
Defremont . .	0	4	4
	2	14	16

Les changements ont porté de temps en temps, comme par hasard, sur les expériences suivantes : mois de l'année, ordination de poids, définitions, pièces de monnaie, désarticulations, loger 3 mots en une phrase. Mais les variations les plus fréquentes se sont concentrées sur deux tests en particulier : l'un est le nombre de souvenirs conservés après lecture d'un fait divers; il a presque constamment varié; il a passé de 5 à 6, de 2 à 5, et même de 7 à 10. Cela se comprend. Ces enfants lisent deux fois le même morceau; ils doivent, la seconde fois, garder plus de souvenirs que la première fois. La seconde des deux épreuves sur lesquelles se font le plus de progrès est celle des mots à énoncer en 3 minutes; ici les progrès sont la loi; un élève a passé de 54 à 75, un autre de 57 à 87. En répétant, ils ont comme appris la manière. Peut-être même se sont-ils exercés pendant l'intervalle; et incontestablement, ils en avaient le droit, puisqu'on ne le leur avait pas interdit.

Dans notre nouvelle série de tests, celui de la lecture a été éliminé, parce qu'il relève du degré d'instruction; mais celui du nombre de mots à trouver subsiste.

En moyenne, — s'il est permis d'extraire une moyenne de si peu d'expériences, — un enfant, à quinze jours d'intervalle, gagne 2 épreuves, ou un peu plus. D'après notre nouvelle manière de compter, 2 épreuves représentent environ 5 mois. (5 épreuves en effet forment une année). C'est un gain sérieux. Mais remarquons d'autre part qu'en répétant l'expérience à 15 jours d'intervalle, nous avons favorisé les effets de la répétition; si on avait attendu une année, il est bien possible que ces effets se fussent amoindris, et que le sujet ne se rappelât presque rien de ce qu'on avait fait à la séance antérieure. De tout ceci concluons qu'il serait utile, — mais non indispensable — d'avoir des tests de remplacement.

En voici quelques-uns, que nous avons éliminés de notre nouvelle échelle et qui méritent cependant d'être conservés, à titre de remplacement.

Tests de	
6 ans.	Dire son âge. Distinguer matin et soir.
7 ans.	Les doigts de la main. Copie d'une phrase écrite. Nommer 4 pièces.
8 ans.	Lecture à 2 souvenirs. Écriture sous dictée.
9 ans.	Jours de la semaine. Lecture à 6 souvenirs.

INSTRUCTIONS PRATIQUES SUR LA PRISE DU NIVEAU

Nous nous sommes aperçus qu'il est utile de faire plusieurs recommandations à tout expérimentateur. Noter d'abord si on est seul avec l'élève, ou si d'autres personnes assistent, et quelles sont ces personnes. Imposer, en tout cas, au témoin un silence absolu. Devant plusieurs témoins, un enfant devient timide, ce qui abaisse son niveau. Éviter cette cause d'erreur, autant que possible. La présence des parents est une cause d'erreur encore plus grave. Inutile d'ajouter que lorsque le témoin ou le parent interviennent pendant l'examen pour gronder l'enfant ou lui souffler sa réponse, un bon expérimentateur n'a qu'une chose à faire, lever la séance, ou congédier le parent.

L'attitude à prendre vis-à-vis de l'enfant est délicate : bienveillance, d'abord; on doit chercher à rester en contact avec lui, exciter son attention, un peu son amour-propre, se montrer satisfait de toutes les réponses, quelles qu'elles soient, encourager sans aider, sans suggestionner; les questions étant d'une difficulté calculée, n'y rien changer. On évitera de troubler l'enfant en le regardant dans le blanc des yeux avec persistance. Naturellement, on ne tombera pas dans le ridicule de faire la leçon; il s'agit à cette heure de constater un état de choses et non pas d'enseigner.

Les expériences doivent être préparées d'avance; on aura sous la main sans avoir besoin de le chercher le petit matériel dont on se sert; dans une bourse spéciale on aura préparé toutes les pièces de monnaie qui sont nécessaires. On aura en outre deux registres; le premier sur lequel on inscrira en colonne les résultats chiffrés de l'expérience; le second, qui sera un cahier de notes, reproduira le détail des réponses; on pourra, pour le second, s'aider d'un secrétaire, pour aller plus vite; mais ce n'est pas indispensable. Le premier registre consiste en une série de grandes pages de papier quadrillé, sur lesquelles on aura écrit d'avance, à gauche, en colonne, les noms des tests, groupés par âge, à peu près comme c'est figuré sur notre tableau III. A la suite de ces noms, on tracera des colonnes verticales; autant de colonnes qu'il y aura d'élèves à examiner. Au-dessus de chaque colonne, on inscrira le nom de l'élève. Quand l'élève aura subi un test, on inscrira le résultat dans la colonne, vis-à-vis du test; ce résultat sera exprimé par les symboles suivants : + indique que l'épreuve est franchie; — indique un échec; o indique un silence; ? indique que le résultat est douteux; si le résultat douteux est toutefois plus près d'un échec, on inscrit —?; s'il est plus près d'une réussite, on inscrit +? Nous employons encore le signe +! quand le résultat est excellent, et le signe —! quand il est tout à fait mauvais. Nous conseillons d'inscrire le signe voulu, dès que chaque test est exécuté, et non pas après la séance, et en relisant des notes prises. On comprend pourquoi nous donnons ce conseil. Marquer un signe, ce n'est pas enregistrer automatiquement ce qui vient de se passer, c'est véritablement porter un jugement; or, le jugement aura d'autant plus de chances d'être exact que les faits seront plus récents. Si détaillées que soient les notes, elles ne donnent jamais que d'une manière très incomplète la physionomie d'une expérience; elles contiennent une foule énorme de sous-entendus; on aurait donc tort de s'y fier.

Aussitôt après avoir marqué le résultat de l'expérience par un signe, on prend l'autre cahier, et on commence à y rédiger une note plus étendue. Cet autre cahier doit porter d'abord le nom et le prénom de l'élève, son âge, sa date de naissance, la date du jour, le lieu, la qualité des assistants, et toutes circonstances exceptionnelles ayant pu influer sur l'examen. Bien souvent, on néglige ces renseignements; plus tard, on retrouve les feuilles, et on ne sait plus ce qu'elles veulent dire. Je conseille de noter en outre la situation scolaire de l'enfant, le nombre d'élèves composant sa classe, et l'attitude de l'élève pendant l'expérience (naturel, étourdi, timide, engourdi, indiscipliné, etc.), et enfin la situation sociale des parents (misère, pauvreté, médiocrité, aisance, richesse). Si par hasard il s'est produit quelque fait important dans l'histoire de l'enfant, on s'empressera de le noter. Tel petit élève de neuf ans arrive de la campagne et n'est jamais allé à l'école; une mention à ce sujet est nécessaire.

Les notes à prendre relativement à chaque enfant sont variables : c'est surtout l'expérience qui enseigne ce qu'il est utile de conserver. Il faut d'abord bien se mettre dans l'esprit qu'un symbole tout sec est insuffisant, et qu'on doit avoir assez de documents pour mettre un autre expérimentateur à même de juger pour son propre compte. Ainsi, les réponses aux *questions d'intelligence*, la manière dont l'élève a expliqué ou critiqué l'absurdité de certaines phrases, sont à écrire tout au long; lorsqu'on fait répéter des chiffres, il est bon d'avoir comme modèle des séries qui ne changent pas; et on inscrit les chiffres dits par l'élève lui-même; en prenant cette précaution, on évite de laisser échapper des faits intéressants : Exemple : on a récité les chiffres 1. 3. 9. 2. 7. L'élève, croyant répéter, dit : 1. 3. 4. 5. 6; l'erreur est très grave, bien plus grave que s'il avait dit : 1. 3. 8. 5. 0; car dans la première répétition, il a suivi l'ordre naturel des chiffres, il a donc admis implicitement cette absurdité qu'on lui faisait répéter des chiffres dans l'ordre naturel. Il est bon qu'un petit commentaire en fixe le souvenir. Les définitions de mots et de choses, le résumé de la pensée d'Hervieu sont encore à écrire tout au long. Dans le test des 60 mots, il est parfois difficile d'écrire tous les mots dits par l'élève, car il va vite, plus vite que la plume; on peut toutefois prendre à la volée des indications intéressantes; par exemple, on note chaque mot par un trait vertical, et on commence un groupe nouveau à chaque demi-minute (l'expérience totale dure trois minutes); on sait ainsi combien de mots ont été dits dans la première demi-minute, combien dans la seconde, combien dans la troisième, etc.; on voit ainsi si le sujet a augmenté ou diminué progressivement la série de mots, et cela donne des indications sur sa *faculté de travail*; j'ai aussi l'habitude de pointer les barres correspondant aux noms d'objets figurant dans la pièce, et je souligne lorsque le sujet emploie un mot noble, qui n'appartient pas au langage courant. Je conseille aussi d'écrire les rimes trouvées, ou la phrase imaginée pour contenir 3 mots donnés. En exigeant toutes ces notes de mes collaborateurs, je me rends capable de juger avec quel soin l'expérience a été faite. Une mesure d'intelligence d'enfant qui se présente sans autres documents que des symboles me paraît bien sujette à caution; il ne faut pas tolérer cela; c'est encourager la négligence et même la fraude.

COMMENT LES INSTITUTEURS JUGENT-ILS L'INTELLIGENCE DES ÉCOLIERS?

Un de mes collègues, esprit fort distingué, mais que des fonctions administratives très élevées n'ont peut-être pas préparé à l'observation scrupuleuse des petits faits — car quand on occupe une situation élevée, on juge non seulement de haut, mais de loin — me reprochait amicalement, un jour, d'avoir pris trop de précautions pour organiser une mesure du niveau intellectuel. A l'en croire, j'avais enfoncé une porte ouverte. Après avoir cité certaines de mes conclusions qui lui paraissaient évidentes jusqu'à la banalité, il finissait par déclarer que tous les instituteurs savent juger sans difficulté de l'intelligence de leurs écoliers.

Est-ce bien exact? Je me rappelle qu'un instituteur intelligent, qui a été pendant quelque temps mon élève, me faisait part d'une impression toute différente. « Nous croyons, me disait-il, pouvoir jauger le degré d'intelligence d'un enfant; et deux mois après avoir commencé la classe, nous nous imaginons que nous sommes capables de donner à tous une note d'intelligence; mais il arrive ce fait paradoxal que plus nous les étudions, moins nous sommes sûrs de notre appréciation. — L'augmentation du nombre des cas embarrassants, ajoutait-il, provient surtout des observations contradictoires qu'une étude prolongée permet de relever. » Cette opinion me paraît tout à fait juste et en accord parfait avec mon expérience personnelle. J'ai toujours constaté que lorsqu'on connaît peu les personnes, on porte sur leur degré d'intelligence une opinion bien tranchée et on les croit ou très intelligentes, ou très peu. A mesure qu'on les connaît davantage, l'opinion qu'on s'en fait est moins extrême, car les plus intelligentes le paraissent moins, et dans les moins intelligentes on découvre presque toujours de petites manifestations d'intelligence qui les font juger moins bêtes.

J'ai voulu savoir ce que les instituteurs pensent de leur aptitude à juger l'intelligence des enfants. A ma requête, M. Belot, inspecteur primaire de Paris, voulut bien envoyer à son personnel une petite circulaire, où il sollicitait des renseignements sur les deux points suivants : 1° Quelle est la proportion d'erreurs que vous pensez avoir commises dans l'appréciation de l'intelligence de vos élèves? 2° Quels procédés employez-vous pour arriver à une appréciation exacte?

Les réponses provoquées par ce questionnaire en miniature ont été nombreuses, une quarantaine environ, et abondantes; quelques-unes formaient un véritable mémoire de 8 ou 10 pages; en moyenne, on s'est contenté de 3 ou 4 pages. L'inspecteur primaire, en me les adressant, me faisait remarquer que j'avais trouvé là un moyen excellent de classer l'intelligence de certains maîtres. Il y eut en effet, dans le nombre, quelques études très fouillées; et aussi des pages où s'étalait curieusement un optimisme béat; des maîtres prétendaient qu'ils ne se trompaient jamais!

En dépouillant tous ces envois, je me préoccupai d'abord d'établir une moyenne exprimant le nombre d'erreurs dont les instituteurs s'accusent. Mais c'est un calcul qui me paraît, à la réflexion, bien inutile. Quel avantage y a-t-il de savoir, par exemple, que ce nombre moyen est de 1 erreur sur 8 ou 10 élèves? Ce n'est qu'un chiffre, et on ne sait pas au juste ce qu'il représente; car nous ignorons tout de son origine. Il s'agit d'erreurs reconnues; or combien d'erreurs ignorées n'a-t-on pas pu commettre? Une correspondante nous raconte par exemple qu'une jeune élève avait une intelligence des plus simplettes; on la retrouve quelques années plus tard vendeuse dans un magasin de nouveautés de la rue de Rivoli, où elle est fort appréciée. « Son air aimable et gracieux, sa conversation vive et spirituelle, dit la maîtresse, m'ont prouvé une fois de plus qu'il est bien téméraire de dire à l'école qu'il y a des enfants dénués de toute intelligence. » Est-ce que notre correspondante aurait marqué cette erreur à son actif, si le hasard ne l'avait pas conduite un jour rue de Rivoli? Et puis, il faudrait encore savoir de combien l'appréciation du maître doit s'écarter de la vérité pour qu'il s'aperçoive qu'il s'est trompé. Si je dis d'une planche qu'elle a 3 m. 45, et qu'ensuite on la mesure devant moi, je me mets dans des conditions telles que mon erreur sera facilement contrôlée. Mais si je me contente de dire de cette planche qu'elle est fort longue, comment pourrait-on me contrôler? Comment pourra-t-on même établir que je me suis trompé? C'est à peu près impossible. Pour qu'une affirmation soit sujette à erreur, il faut qu'elle soit précise; la précision est une condition indispensable de vérité comme d'erreur, et par conséquent de vérification. Or, je me demande si, lorsqu'un instituteur juge l'intelligence d'un enfant, il se soumet à cette condition. J'ai lu bien des jugements portés, je les trouve d'un vague désespérant. On dit d'un enfant qu'il est très intelligent, ou assez intelligent, — et ce dernier terme est si peu précis qu'il change de valeur suivant l'inflexion de voix — ou pas très intelligent (encore une expression pour laquelle l'air fait la chanson) ou encore : au-dessous de la moyenne, et c'est tout. Bien des maîtres invités à diviser leur classes au point de vue intelligence ne font que 3 groupes. Avec de telles appréciations, on ne court pas souvent le risque d'être mis en défaut.

Tout ceci me conduit à n'attacher qu'une importance des plus médiocres à cette erreur moyenne de 1/8 que je viens de signaler. Ce qui me paraît plus significatif, c'est le désaccord des maîtres ; il se traduit ici par ce qu'on appelle la variation moyenne. Alors que certains affirment que dans une carrière de dix et vingt ans, ils ne se sont trompés qu'une fois ou deux, ce qui fait un joli pourcentage de 1 erreur sur 1000, d'autres reconnaissent que couramment on se trompe une fois sur trois, ce qui donnerait du 300 pour 1000 ! De telles divergences d'opinion me frappent bien plus qu'une moyenne quelconque ; et c'est le meilleur argument pour chercher une méthode précise et exacte qui mette tout le monde d'accord.

Continuons donc le dépouillement de nos documents ; et après avoir vu les réponses qu'on a faites à la première question, voyons ce qu'on dit de la seconde. Nous avons demandé à des instituteurs de nous indiquer comment ils s'y prennent pour éprouver une intelligence d'enfant.

La question était assez vaste et assez vague pour que chacun pût y développer à l'aise sa manière de voir, et surtout enregistrer ce qu'il a appris de meilleur pendant une carrière, souvent longue, ou il a eu l'occasion d'étudier des enfants dans des conditions admirables de variété et de précision. J'ai souvent pensé que dans chaque tête d'instituteur intelligent il y a comme un trésor d'observations qui se sont déposées au jour le jour ; mais ce trésor, il est difficile de s'en emparer, et celui qui le possède n'en connaît souvent ni la valeur ni l'usage. C'est par des questions extrêmement habiles qu'on obtiendra peut-être que chaque maître nous communiquera un peu de son savoir. Je viens donc de lire et de relire toutes ces réponses, les classant, les jugeant, écartant celles qui sont oiseuses, uniquement verbales ou trop inspirées par des manuels de psychologie, gardant celles où l'on découvre de l'observation personnelle, de la finesse d'esprit, un véritable effort. Et il m'a semblé, quand j'ai essayé de faire, après lecture, la synthèse de tout cela, que ces réponses si diverses nous renseignent sur deux points différents : il y a là dedans, d'une part des observations éparses, à demi conscientes, sur les signes de l'intelligence des enfants que l'on perçoit sans les chercher — et il y a d'autre part quelques procédés précis, raisonnés, qui ressemblent davantage à des expériences.

Notre questionnaire traitait de l'intelligence, mais n'en demandait pas une définition. Aussi a-t-on rarement songé à examiner ce point. Une maîtresse un peu naïve n'a-t-elle pas écrit négligemment que l'intelligence consiste dans la faculté d'acquérir l'instruction ? C'est confondre intelligence et mémoire, c'est-à-dire le tout avec la partie, c'est ne voir dans l'enfant qu'un écolier. D'autres ont réduit l'intelligence à la faculté de connaître et de comprendre; encore une définition du tout par la partie, et cette définition est encore inférieure à la précédente, car elle néglige d'envisager ce qui est la fin de l'intelligence, ce qui forme son utilité. Une autre définition est à retenir; c'est celle qui voit l'intelligence dans la faculté de mettre en œuvre les matières acquises, de façon à produire des idées neuves. Celui qui s'est arrêté à cette notion a voulu réagir contre la tendance si fréquente chez les maîtres routiniers à confondre l'intelligence avec la mémoire; mais son point de vue est trop restreint. Trouver du nouveau, ce n'est pas la seule fonction de l'intelligence; il y a des esprits très originaux qui manquent de pondération; et les fous, qui certainement ont des délires où on trouve du nouveau, ne peuvent pas être cités comme des modèles de gens intelligents. Il vaudrait mieux dire que l'intelligence sert à la découverte de la vérité. Mais cette conception serait encore trop étroite; et nous en revenons à notre théorie favorite : l'intelligence se marque par la meilleure adaptation possible de l'individu à son milieu; c'est ce qu'a compris finement une institutrice; elle venait de raconter comment elle avait fait erreur sur le cas d'une jeune fille qui apprenait mal en classe, et même qui passait pour sotte; mais l'enfant prouva ensuite son intelligence par son sens pratique de la vie. Et l'institutrice ajoute : l'intelligence ne sert pas seulement à apprendre, elle sert surtout « à faire sa vie ». La jolie expression, pittoresque et juste! En parlant d'adaptation au milieu, nous ne voulons pas dire autre chose.

Nos instituteurs ont donc passé en revue tous les signes d'intelligence qu'ils connaissent, et en faisant la synthèse des réponses, on obtient un tableau très substantiel de ces signes. Seulement, comme nous allons le montrer continuellement, ces signes sont bien sujets à caution. Une intelligence d'enfant peut, dit-on, se juger indirectement, par l'hérédité. Les parents intelligents ont des enfants intelligents, surtout, ajoute-t-on, lorsque les parents sont jeunes. Nous aurons là peut-être des réserves à faire; ces questions d'hérédité sont encore mal connues : et nous pourrions objecter qu'on rencontre dans les familles des arriérés, dont les frères et sœurs sont normaux ; a plus forte raison doit-on rencontrer dans les familles des enfants d'intelligence inégale; si l'observation des instituteurs correspond à une règle générale, ce qui est possible, que d'exceptions! Il semble que les instituteurs s'attachent beaucoup, du reste, à l'influence de l'hérédité. S'ils hésitent sur l'intelligence d'un enfant, ils tireront argument du fait qu'un frère est peu intelligent, ou arriéré, ou au contraire brillant dans ses études. Mais venons à l'enfant lui-même. De temps en temps un maître prend en considération la forme de sa tête; mais d'ordinaire, on n'insiste pas; et la raison en est que les têtes mal conformées sont assez rares. L'attention s'attache davantage sur la manière d'être et de se conduire : une démarche embarrassée est un signe défavorable. La physionomie surtout reçoit de l'importance.

C'est un point sur lequel on revient sans cesse. L'enfant intelligent a une physionomie ouverte, éveillée, mobile; on dit encore que sa physionomie est sympathique. Mais comment doser cela? Comment le définir? Comment être certain de ne pas se tromper soit en jugeant la physionomie intelligente ou non, soit en tirant de là une conclusion? On parle aussi bien souvent des yeux et du regard. Le regard des intelligents est vif, celui des inintelligents est plus terne. « Il y a des yeux éveillés et profonds. » Un maître écrit que les premiers ont un regard *actif*, et les autres un regard *passif*. On comprend à peu près ce qu'il veut dire; il entend parler de cette activité des intelligents, qui leur fait non seulement suivre la leçon, mais devancer les questions; et cette activité se lit déjà dans le regard. Nous n'y contredisons pas; mais comment remplacer cette intuition par une description claire? Nous n'en voyons pas le moyen. Du reste, on aurait tort de se fier à ces impressions, car certains maîtres voient tout un monde dans un regard d'enfant, et cela devient suspect. « Pendant qu'on leur raconte un fait intéressant ou touchant, écrit une maîtresse, il est d'une extrême importance d'observer le regard des enfants, qui me paraît être un révélateur très sûr de leur intelligence. Tous sont captivés, sur tous les visages on lit une très vive attention; mais, tandis que chez la plupart, les yeux expriment seulement la naïveté, la curiosité ou un peu d'émotion, chez quelques-uns on peut observer une acuité ou une profondeur du regard qui révèlent une nature supérieure. » Cela est bien dit et bien senti. Mais à quel détail précis peut-on reconnaître la profondeur du regard, et la distinguer de la simple curiosité? D'ailleurs, plus d'un maître nous met en garde contre ces interprétations; elles leur paraissent superficielles. « Les visages ouverts, animés, expressifs appartiennent rarement à des élèves inintelligents. Pourtant on s'y trompe quelquefois; ces sujets vifs, pénétrants, manquent de profondeur et de solidité, tandis que des physionomies plus calmes, fermées même parfois, cachent de la réflexion, du jugement, qu'on ne découvre que peu à peu. » Une institutrice m'écrit : « J'ai éprouvé des déceptions à l'égard d'enfants au minois agréable, aux yeux vifs, qui donnent l'impression d'être intelligents, et ne le sont pas. Toutefois cette impression que peut éprouver un visiteur d'une heure, ne peut faire longtemps illusion à la maîtresse de tous les jours. » Plus précise encore est l'observation suivante : « Il y a des physionomies fermées et mornes; jamais on n'obtient d'elles une réponse intelligente; les leçons sont mal sues; ce sont cependant des enfants forts en rédaction et en calcul; en revanche, on peut être trompé par des physionomies ouvertes, franches, éveillées; on obtient de bonnes réponses orales; les rédactions sont gentilles; mais ce sont des enfants incapables d'attention soutenue, et affligés d'une nullité complète en calcul. » Ces affirmations, ces correctifs, et ces impressions vagues composent quelque chose d'assez difficile à définir. Le maître est séduit par une figure ouverte, par un œil vif, et surtout par un air sympathique. Il se dit que sans doute cet enfant est intelligent; seulement, il est obligé d'ajouter tout bas un et même plusieurs *mais*...; et alors, on ne sait pas au juste ce qui reste du premier sentiment.

On nous apprend aussi que c'est pendant les jeux qu'il faut faire l'observation des enfants. En classe, ils sont immobilisés et dénaturés par la discipline. Dans la cour, ils reprennent leur liberté, ils deviennent plus naturels, et la récréation, avec ses jeux, son mouvement, ses relations de camaraderie, et ses combats, les rapproche davantage de la vie réelle. C'est à ce moment qu'on surprend surtout leur personnalité, leur caractère. Un des meilleurs maîtres m'écrit que deux éléments principaux lui servent pour discerner si un enfant est intelligent : ses réponses en classe, et la manière dont il joue. C'est qu'il y a cent manières de jouer. Des enfants ne savent pas jouer; ceux qui sont dans ce cas doivent être mal notés. Il est vrai que des enfants intelligents s'isolent dans la cour, et ne jouent jamais; mais cela ne prouve pas une incapacité. On notera dans la manière de jouer les aptitudes des enfants; il y a une manière peu intelligente, c'est celle où domine l'imitation; la vraie intelligence se manifeste par l'initiative et la création. Nous n'y contredisons pas; une cour d'école est, autant que la rue, un merveilleux champ d'observation; et nous comprenons qu'on y reste des heures et des heures, à regarder; mais rien de tout cela n'est décrit, ni surtout codifié; il ne suffit pas de regarder, il faut interpréter ce qu'on voit, et le moyen d'obtenir une interprétation juste n'est pas indiqué.

Ce ne sont là encore que les bagatelles de la porte. Pour la majorité de nos correspondants, c'est surtout en classe que se juge l'intelligence de chaque enfant. Le maître est là pour dispenser l'enseignement; c'est donc tout naturellement sur cet enseignement qu'il fixe son attention; et suivant la manière dont l'instruction s'acquiert, il porte un jugement bon ou mauvais sur l'élève. Au fond, il n'a pas tort. L'écolier est celui qui apprend; s'il n'apprend pas, ou s'il apprend mal, il manque à son rôle, il est en défaut, et son insuffisance intellectuelle peut être la cause de cette défaillance. Imaginons un maître qui est chargé du cours élémentaire; les bancs de sa classe sont peuplés de bambins qui ont de six à huit ans; il a pour tâche principale de compléter leur savoir en lecture; ce sera le gros travail de son année scolaire; et suivant la manière dont chaque élève s'en acquittera, il le jugera. S'il rencontre un enfant qui, malgré deux ans de scolarité assidue, n'est pas encore capable de syllaber correctement, il portera sur cet élève un jugement défavorable; et ainsi pour tous; la somme de leurs connaissances, comparée à leur âge et à leur scolarité, fournit les principaux motifs d'appréciation. L'instruction fait donc office d'intelligence; mais nous comprenons très bien que cette idée n'est que d'une justesse approchée; il y a des esprits qui sont rétifs à la lecture; il y a des aptitudes intellectuelles qui peuvent ne pas se développer en classe, et qui ne prennent jamais la forme scolaire.

Et pour parler des élèves plus âgés, il est incontestable que le savoir ne mesure pas l'intelligence; au fond, le savoir ne représente que l'intelligence des autres; il y a quelque mérite à l'avoir assimilé; cela prouve de la mémoire d'abord, puis de l'attention, de la compréhension, du travail, de la méthode; mais enfin, il y a mainte qualité intellectuelle qui ne s'y trouve pas comprise. Bien des correspondants s'en sont aperçus; et ils se sont efforcés de distinguer instruction et intelligence. Dans les exemples qu'ils donnent, dans les procédés qu'ils conseillent, ils s'attachent surtout à faire l'élimination de la mémoire; la mémoire est la grande simulatrice de l'intelligence. Lorsqu'un enfant fait une réponse ingénieuse, trouve un mot d'esprit, une appréciation juste, il faut se demander ce qui lui appartient dans cette réponse, et ce qui appartient à un livre lu. Nous ne devons lui tenir compte que de ce qu'il présente de personnel.

Il est curieux de voir comment les maitres, s'inspirant de ce principe, ont cherché à l'appliquer. Ce n'était pas chose facile. A l'exécution, des complications de toutes sortes se déclarent. Il y a sans doute à tenir compte de l'activité que l'élève montre en classe. Celui qui a le goût de l'étude, celui qui aime être interrogé, celui qui répond bien, qui devance même les questions posées sera noté favorablement. La rapidité de compréhension est un bon signe aussi; mais il ne faut pas s'y tromper. Il y a des enfants qui paraissent comprendre et ne posent guère de questions, parce qu'ils se contentent d'un à peu près. « Cette année, j'ai une petite Marcelle qui me fait répéter deux fois les explications, et c'est pourtant la première de la classe; mais elle me fait répéter, parce qu'elle veut avoir compris, tandis que les autres croient avoir compris. Les enfants inintelligentes ne savent pas reconnaître à quel point d'une explication elles ne comprennent plus, si bien que c'est souvent la plus intelligente qui dit : « Je ne comprends pas », dans l'explication d'un problème, par exemple, alors que les autres, soit par négligence, indifférence, manque de raisonnement, ne réclament pas. » On attribue encore avec juste raison de l'intelligence à celui qui fait des progrès sensibles. Seulement, remarquons bien que l'absence de progrès peut résulter du défaut d'une aptitude spéciale.

Certains enfants qui répugnent au travail ordinaire de la classe prennent leur revanche dans les travaux manuels, la couture, le dessin, l'écriture; des petites filles, faibles en orthographe, sont fortes en couture et habiles dans l'enseignement ménager; et à tout prendre, cela vaut mieux pour leur avenir.

Dans certaines matières d'enseignement, il a semblé qu'on pouvait distinguer facilement entre la part de la mémoire et celle du raisonnement. On a pensé souvent au calcul. Le calcul mental est déjà une source de renseignements. Suivant la manière dont l'enfant le manie, suivant l'ingéniosité des procédés qu'il invente, on le juge. Dans la discussion des problèmes, on voit facilement celui qui comprend, et celui qui sait enchaîner des idées. Des instituteurs zélés pour les mathématiques croient que tout enfant intelligent doit briller en arithmétique et que l'inverse est également vrai : c'est-à-dire qu'un fort en calcul est intelligent; il peut manquer de mémoire, non de raisonnement. Nous pensons qu'il y a là une erreur. D'abord, on ne tient pas compte de la diversité des aptitudes. Tel littérateur, tel politicien que nous connaissons ne comprennent rien en mathématiques; ce ne sont pourtant pas des sots. A l'école, on remarque tel élève qui est fort en calcul, et qui saisit difficilement une application grammaticale, ou le sens d'une leçon d'histoire; il manque donc d'intelligence par certains côtés, et on ne peut pas dire d'une façon absolue qu'il est intelligent. Autre difficulté. Comment distinguer entre le savoir mathématique et l'intelligence mathématique? Celui qui sait beaucoup s'aide du souvenir de problèmes analogues à ceux qu'on lui propose, et celui qui est très ignorant est arrêté par le manque d'exercices et par le défaut de notions indispensables.

Peut-on juger de l'intelligence d'un enfant par ses succès en histoire? Non les difficultés sont analogues. J'entends bien qu'on bannira les dates, les chronologies, qu'on évitera même les récits, car ils peuvent être appris par cœur, et faire valoir surtout la mémoire. On interrogera donc les enfants non sur ce qu'ils savent, mais sur ce qu'ils pensent. Voilà l'idéal : les amener à juger, les obliger à faire connaître un sentiment personnel. Mais outre qu'il serait ridicule de faire cette demande à de tout petits enfants, combien il est embarrassant de savoir si l'enfant qui apprécie une guerre, ou un grand homme, ou un acte historique n'est pas l'écho fidèle de la leçon du maître! Après m'avoir envoyé des réflexions analogues aux précédentes, une institutrice m'écrit : « En réalité, très peu d'enfants comprennent l'histoire. » Une autre maîtresse paraissait trouver dans les leçons d'histoire beaucoup de renseignements sur la mentalité de ses élèves; je lui demandai de m'envoyer à l'appui de son opinion quelques documents. Elle pria des élèves de dix à douze ans d'exprimer par écrit leur avis sur Napoléon Ier. L'un deux répond par écrit : « Napoléon Ier fut le plus grand homme de guerre qui ait existé; mais son orgueil a fait détester longtemps à l'étranger le nom de France. Son ambition a coûté la vie à un demi-million de Français ». C'est fort bien. Mais lisons la rédaction d'un autre élève. Il écrit : « Napoléon Ier fut un grand homme de guerre, mais son orgueil attira contre la France la haine des peuples européens. Il laissa la France plus petite qu'il ne l'avait prise. On doit admirer son génie militaire, mais on doit blâmer son indomptable orgueil. » Ces deux rédactions se ressemblent trop pour ne pas reproduire l'opinon du maître. Quelle vanité de supposer que d'aussi jeunes enfants sont capables de juger Napoléon ! On m'a communiqué encore de petits travaux de rédaction, où l'on demandait à des élèves de douze à quatorze ans ce qu'ils pensent de la révocation de l'édit de Nantes et du partage de la Pologne. Il est bien entendu que comme écriture, orthographe, ponctuation, style, ces rédactions diffèrent un peu les unes des autres, et qu'il serait possible de tirer de ces petites différences quelques arguments; mais le fond même, c'est-à-dire l'opinion émise, me paraît être la même pour tous, et par conséquent bien suspecte. Tous ces enfants s'accordent pour voir dans la révocation de l'édit de Nantes une faute et dans le partage de la Pologne un vol. Ce ne sont pas là des jugements historiques personnels.

On me signale encore la singulière aptitude que présentent quelques élèves à bien mettre l'orthographe d'usage; c'est ce qu'on appelle l'orthographe naturelle. Tant mieux pour ceux qui la possèdent; ils s'épargneront d'ennuyeux efforts. Mais on ne peut pas en faire un signe général d'intelligence. L'aptitude à l'orthographe est un don spécial, très limité, comme l'oreille et la voix justes. Une correspondante me fait remarquer avec raison : « Quelques enfants paraissent avoir l'orthographe naturelle, ce qui est en réalité la mémoire des mots écrits, et font très peu de fautes, bien qu'elles ne réfléchissent guère en écrivant; elles sont incapables de comprendre la suite des raisonnements dans un problème, et on en voit même, au cours moyen, qui ne savent pas distinguer quand il faut faire une soustraction plutôt qu'une addition. »

Quelques correspondants attachent grande importance à la diction, ou plutôt, si je les comprends bien, à la lecture expressive, ce qui n'est pas tout à fait la même chose; on peut avoir une diction mal gouvernée, savoir mal respirer, avoir une voix rude, prononcer mal, estropier les mots, etc., et cependant posséder une lecture expressive. Il faut donc, pour juger de l'intelligence d'un enfant, lui faire lire un morceau qui soit à sa portée, et surveiller avec soin sa lecture. L'intelligent, dit un instituteur, fait sentir la ponctuation. L'intelligent, dit-on encore, lit avec le sens du texte; il comprend non seulement le sens général, mais les nuances; et non seulement il comprend ce qu'il lit, mais il le sent. Tout cela est très exact; et tout le monde sera favorablement impressionné par une lecture expressive, et en saura gré au petit lecteur. Il suffit même d'écouter des enfants qui causent; certains d'entre eux ont dans la voix des intonations fines qui indiquent une pensée déjà nuancée. Mais dans quel embarras on se mettrait si on voulait faire état de ces impressions fugitives et vagues pour porter un jugement précis! D'abord, on serait obligé d'éliminer les enfants qui ne savent pas lire ou qui lisent mal parce qu'ils ont des habitudes défectueuses, des défauts de prononciation, ou qu'ils ne savent pas encore lire couramment; dans une école primaire, il faudrait pour cette raison, s'abstenir de juger plus de la moitié des enfants.

Quand à ceux qui ont le bonheur de posséder une lecture expressive, ce sont souvent des intelligents; mais prenons garde; souvent aussi ce ne sont que des artistes, de futurs acteurs; et on sait par d'illustres exemples de théâtre qu'un acteur peut s'élever jusqu'au talent sans avoir besoin d'une grande intelligence; à l'école, on m'a signalé parfois des enfants d'une inintelligence notoire qui mettaient dans leur lecture à haute voix une expression charmante.

Je terminerai cette revue en indiquant que pour beaucoup de maîtres, le moyen le plus sûr, le plus direct de juger l'intelligence d'un enfant, c'est de lui poser des questions, de le faire causer. En classe, on lui posera surtout des questions *à côté*, afin de le solliciter à donner une réponse personnelle, une réponse qui ne sorte pas d'un livre. Il y a un exercice excellent, paraît-il, celui de la *lecture expliquée*. L'enfant vient de lire un passage, on l'arrête, on lui demande l'explication de ce mot, l'analyse grammaticale de cette proposition, on le prie de trouver la règle qui s'applique, ou de citer d'autres cas d'application de la règle; on le prie de résumer l'idée essentielle du morceau, ou de la juger; mieux encore, on l'entraîne par des questions en dehors de l'école, on cherche à savoir ce qu'il a vu, observé, senti, enregistré, réfléchi. On fait appel à son jugement, à son imagination. Ou bien encore, laissant là le livre de lecture, on interroge l'enfant en récréation ; on gagne sa confiance, on le décide à parler, on lui montre l'intérêt qu'on prend à ses récits, et on l'interroge sur ses projets d'avenir, sur ses amitiés, ses devoirs, sa vie à la maison. Libérés de la contrainte de la classe, certaines âmes s'ouvrent, et on y fait des découvertes inattendues. C'est le charme des confidences. Un enfant muet se met à jaser. On voit que ce muet est plein d'imagination et de malice. On s'aperçoit que ce fort en thème n'a jamais regardé autour de lui. D'autres fois, ce sont les réflexions spontanées de l'enfant qui donnent l'éveil. En voici un qui demande au maître « pourquoi les habitants des pays chauds portent des vêtements de laine en été » — ou « puisque la terre tourne, pourquoi les maisons ne sont pas renversées ». Un autre fait la remarque suivante. On vient de lui dire : « La margarine graisse bien et coûte moins cher que le beurre » ; il répond : « Les pâtissiers doivent alors en mettre dans les gâteaux ». Tel autre à qui on explique que Bonaparte quitte l'armée d'Égypte pour revenir en France, répond : « Il n'en avait pas le droit, on aurait dû le fusiller ». Certainement ces mots, ces réflexions dénotent une vive intelligence, surtout si l'enfant est jeune et si le mot est authentique. Mais l'inconvénient de ces mots-là, c'est qu'ils sont spontanés, qu'on n'a pas pu les prévoir, ni les juger d'avance, et que par conséquent on ne sait pas au juste quelle quantité d'intelligence ils renferment. Pour les apprécier, on éprouve le même embarras qu'en clinique, lorsqu'on entend un aliéné de niveau intellectuel assez bas qui prononce une parole dont la forme paraît assez intelligente ; on ne sait pas au juste si cette parole révèle un état intelligent antérieur dont elle serait un reliquat, ou si elle n'aurait pu être prononcée par un imbécile. De même, quand on cherche à apprécier la valeur d'un mot d'enfant qui a été dit spontanément, on manque de mesure, de point de comparaison, pour le juger.

Un instituteur que je connais, qui est méthodique et réfléchi, s'est rendu compte des habitudes qu'il a prises pour étudier ses élèves ; et il a analysé ses procédés, il me les a envoyés. Cela n'a rien d'original, et cela n'en est que plus important. Il fait la classe à des enfants qui ont de cinq ans et demi à sept ans et demi ; ils sont au nombre de 35 ; ils viennent dans cette classe après avoir passé dans un cours préparatoire, où l'on a commencé à leur apprendre la lecture. Le maître tient compte, pour juger chaque enfant, de son âge, de sa scolarité antérieure (l'enfant a pu passer un an, deux ans dans la classe préparatoire ou n'y être jamais allé), de son expression de physionomie, de son état de santé, de son savoir, de son attitude en classe, de ses réponses. Avec ces diverses données, il se fait une opinion. Je vais transcrire quelques-unes de ces notes.

NOM DE L'ENFANT	AGE	SCOLARITÉ ANTÉRIEURE EN ANNÉES	FAITS RELEVÉS	CONCLUSION
Dess.	7 1/2	2	Ne sait pas lire, malgré 2 ans de scolarité.	Au-dessous de la moyenne.
Mont.	7	0	Ignorant, timide, ne répond pas.	Au-dessous de la moyenne.
Par.	7	0	Ignorant, démarche embarrassée. Vient de la campagne.	Au-dessous de la moyenne.
Mené.	6 1/2	0	Ignorant, figure fermée. Ne répond pas.	Au-dessous de la moyenne.
Lal.	6 1/2	0	Figure inintelligente. Ne répond pas aux questions. Un frère est resté jusqu'à 13 ans au cours élémentaire.	Au-dessous de la moyenne.
Devo.	7	1	Enfant endormi. Ne répond pas. Quelques éléments.	Au-dessous de la moyenne.
Dopf.	6 1/2	0	Figure inintelligente, fermée. Petit, malingre et très brutal.	Au-dessous de la moyenne.
Duval.	6 1/2	1	Lecture des éléments. Enfant peu facile à intéresser.	Moyen.
Drou.	7	2	Lecture des éléments. Étourdi. Manque de soin (ce qui est peut-être la cause du retard).	Moyen.
Subi.	6	1	Lecture courante. Réponses maladroites. Figure vive et éveillée.	Moyen.
Bonnet.	6	0	Ignorant. Réponses intéressantes.	Moyen.
Berma.	6	1	Ne sait pas lire, mais jeune, physionomie ouverte, regard vif, facile à intéresser.	Moyen.
Besse.	6 1/2	1	Lecture syllabique. Facile à intéresser. Air éveillé.	Supérieur.
Heissle.	7 1/2	1	Lecture syllabique. Répond souvent. Étourdi.	Supérieur.
May.	6 1/2	1	Lecture courante. Regard vif. Intérêt facile à exciter. Répond bien.	Supérieur.
Dub.	6 1/2	1	Lecture expressive. Figure éveillée.	Supérieur.
Belile.	6	0	Ignorant, mais enfant vif et éveillé.	Supérieur.

Ces jugements ont été portés par le maître pendant les premiers temps ; sur 35 élèves, il en a jugé 31, et il en a réservé 4 sur lesquels il ne pouvait pas se prononcer. A la fin de l'année, ses indécisions et réserves ont augmenté, elles portent sur 9 élèves; et de plus, il a changé d'opinion sur 8. En lisant les jugements, on voit comment son opinion s'est formée, et de combien d'éléments elle a tenu compte; il nous semble que ce détail est intéressant; peut-être si on arrivait à le préciser, en donnant des coefficients à toutes ces remarques, on réaliserait plus d'exactitude encore. Mais est-il possible de préciser une attitude, une physionomie, des réponses intéressantes, un œil vif? Il semble bien que dans tout cela le meilleur élément de diagnostic est fourni par le degré de lecture auquel l'enfant est parvenu après un nombre donné de mois, et que le reste demeure constamment flou.

Est-ce à dire que ce mode de connaissance empirique dont nous venons de faire le procès, ne présente aucun avantage? Mais si, il en présente un très grand. C'est qu'il porte sur des observations longues, prolongées pendant des semaines et des mois; si les faits observés n'ont pas tous une grande valeur, en revanche ils sont nombreux, divers, et au besoin ils se corrigent les uns les autres. Voilà la supériorité incontestable de l'observation sur le test; celui-ci est une expérience; de plus, c'est une expérience courte, et qui contient par là même un certain alea.

S'il faut juger la force d'un enfant en rédaction, j'aime mieux dix épreuves qu'une seule; et j'aime mieux dix épreuves disséminées sur toute une année que rassemblées, si la chose était possible, dans une seule après-midi.

Mais en revanche, que d'indécisions dans l'observation! que d'erreurs! On arrive rarement à une certitude, et jamais à une mesure.

Voilà pour les observations; parlons maintenant des expériences. Des instituteurs en ont fait quelques-unes; et nous allons les examiner de près. D'abord, pour répondre à notre questionnaire, certains de nos correspondants nous ont envoyé des échantillons de questions à poser. En voici quelques-unes : « Pourquoi aimez-vous vos parents? — Pourquoi le département de la Seine-Inférieure est-il ainsi appelé? — 3 personnes mettent sept heures pour faire un travail; 5 personnes mettront-elles plus ou moins de sept heures? — Si l'on vous demandait de choisir entre le quart d'un gâteau, ou la moitié de la moitié de ce gâteau, que choisiriez-vous? — Dans un carré, quel est le plus grand côté? — Quel est le plus lourd, d'un kilogramme de plomb, ou d'un kilogramme de plume? —

Que pourriez-vous acheter avec une pièce de 1 franc? — Que préférez-vous, de 2 pièces de 5 francs ou d'un louis de 10 francs? » Un maître m'apprend que chaque année, pour mieux connaître ses élèves nouveaux, il se sert de quelques épreuves simples; il leur fait apprécier un fait de la vie courante, décrire un objet placé sous leurs yeux; il leur fait étudier par cœur un texte d'une dizaine de lignes dans le temps le plus court possible; il leur fait confectionner une carte, en leur laissant tout le temps nécessaire.

Il y aurait bien quelques critiques à faire à ces épreuves; la principale critique est la suivante : ces épreuves supposent malheureusement que pour y faire une réponse satisfaisante l'enfant a un certain degré d'instruction; il faut savoir un peu de géographie, un peu d'arithmétique pour comprendre la plupart; et un enfant qui n'aurait jamais été familiarisé avec les fractions, ni avec la règle de trois, ni avec la définition du carré, se trouverait embarrassé, sans que son intelligence fût en faute. Mais ce sont là de légers, très légers défauts, qu'il est facile d'effacer. Nous tenons ici la vraie méthode; et les instituteurs qui nous ont envoyé ces questions et ces épreuves ne s'en doutaient peut-être pas. C'est la vraie méthode, pour les raisons suivantes : 1° les problèmes sont posés expérimentalement; il ne s'agit plus d'observations, où l'on attend le jour où se produira une réflexion heureuse de l'enfant; on provoque sa réponse au moment où c'est nécessaire, et c'est une condition indispensable pour un examen de niveau intellectuel; 2° les questions n'ont rien de personnel à l'enfant; et par conséquent, on pourra les poser indistinctement à tous, et elles présenteront le même degré de difficulté pour tous. Ce qu'il faudrait maintenant, c'est que par une recherche prolongée on examinât comment les enfants des différents âges répondent à ces questions, afin que la difficulté fût dosée, et qu'on eût des points de repère.

Sur ma demande, trois instituteurs sont venus passer chacun une après-midi à notre laboratoire de pédagogie de la rue Grange-aux-Belles, et nous les avons priés chacun d'examiner l'intelligence de cinq enfants qu'ils ne connaissaient pas. Ils avaient toute liberté pour conduire l'examen comme ils l'entendaient. Ils posèrent à ces enfants diverses questions intéressantes. J'assistais à l'entretien, et j'en notai quelques-unes. Ainsi, comme dans le voisinage de l'école il y a un canal et des écluses, une maîtresse voulut savoir si les enfants comprenaient ce qu'est une écluse, à quoi elle sert, et quel est son mécanisme. La question ainsi posée me parut curieuse; mais l'interrogatoire fut laborieux; l'institutrice ne posa pas exactement la même question à tous, elle aida les uns plus que les autres; et de plus, voilà une question bien locale, elle n'aurait pas été de mise dans une autre école, et c'est un tort, on s'interdit ainsi les comparaisons. Un autre instituteur avait apporté de jolies gravures, qu'il fit regarder aux enfants, puis il leur demanda divers renseignements sur les objets qui y étaient représentés, par exemple pourquoi telle pièce était une mansarde et non pas une chambre ordinaire, et en quoi on distingue une mansarde. Idée excellente, mais elle fut mal exécutée. D'abord, les questions me parurent trop faciles; puis elles changèrent d'un enfant à l'autre; et enfin, l'instituteur perdit du temps à faire la leçon à ceux qui répondaient mal. Pendant l'un des examens, des coups de marteau retentissaient; ils venaient d'une usine voisine qu'on était en train de construire. Un instituteur en profita pour demander s'il vaut mieux quand on construit une usine, avoir des murs minces ou épais, question trop locale d'abord, et ensuite question qui ne fut pas posée dans les mêmes termes à tous; et surtout on employa là le dilemne, forme dangereuse; car une réponse juste à un dilemne peut être due au hasard. Demandez à un élève si le sang est acide ou alcalin. il a une chance sur deux pour répondre juste, même s'il est parfaitement ignorant. Puis, on poussa des interrogatoires sur les rues du quartier, sur le chemin à prendre pour aller de tel point à un autre, afin de savoir si ces enfants connaissaient leur quartier et savaient voir, observer. On notait leurs erreurs, leurs hésitations et l'animation qu'ils mettaient dans leur récit. Comme la veille, le roi Édouard venait de mourir, on demanda des détails sur cet événement, afin de savoir si l'enfant lisait le journal, ou s'il écoutait les nouvelles que d'autres auraient pu lui lire. Ce sont encore des questions trop spéciales, qui interdisent toute comparaison; elles furent en outre mal posées, on aidait trop certains élèves qui d'avance étaient jugés intelligents. Je remarquai à ce propos un fait surprenant : à une de ces questions, deux élèves firent une réponse identique; cependant l'un reçut une meilleure note que l'autre, tout simplement parce que le maitre avait l'idée — qu'il m'avoua — que cet élève était plus intelligent que l'autre. Enfin, comme tout bon examen, celui-ci se termina par des exercices scolaires; il y eut des interrogations d'histoire et de littérature, des récitations de fable, et des problèmes de système métrique; bien entendu on cherchait moins à déterminer le savoir de l'enfant qu'à mettre à l'épreuve son raisonnement; et c'est pour cela qu'on lui fit faire des exercices sur le système métrique, après s'être assuré qu'il en connaissait les éléments; c'est pour cela aussi qu'on lui donna des explications, quand il ne savait pas, et qu'on voulut se rendre compte aussi de la rapidité avec laquelle il comprenait. Et je n'ai pas besoin de dire combien je désapprouve ce mélange, en proportions indéfinies, de questions d'instruction et de questions d'intelligence; c'est le moyen de ne rien constater du tout, ni le degré de savoir, ni le degré d'intelligence. En terminant, je remarquai que nos trois examinateurs ne furent pas tout à fait d'accord pour le classement des enfants au point de vue intellectuel; mais cela n'a point d'importance.

Je leur demandai pour finir comment ils avaient procédé pour qualifier les réponses; car ils avaient bien été obligés de les qualifier, puisqu'ils avaient tous donné des notes aux candidats. L'un d'eux m'apprit avec franchise qu'il avait pris le premier élève comme point de départ; et c'est à lui qu'il avait comparé les autres, les jugeant intelligents ou non, suivant qu'ils étaient au-dessus ou au-dessous de ce petit camarade. Je laisse à penser tous les inconvénients de cette pratique, qui accorde tant de place à l'arbitraire, à la sympathie et à l'antipathie. Ce premier élève en pâtit grandement; car lui n'était pas jugé comparativement à d'autres, et on eut pour lui une sévérité excessive et sans raison. Un autre instituteur s'avisa d'un moyen plus ingénieux; il prit dans son esprit comme modèle un enfant de même âge que ceux qu'on lui présentait, un enfant qui lui paraissait être moyen d'intelligence; et c'est à ce modèle idéal qu'il comparait les candidats successifs. C'est un procédé qui exige une grande habitude des enfants et beaucoup d'intelligence; et je n'hésite pas à penser que c'est un tort. Lorsqu'on peut dire que tant vaut l'homme, tant vaut le procédé, on ne fait pas l'éloge du procédé. Le meilleur est celui qui exige le minimum d'habileté et de connaissances. Et puis, ne pense-t-on pas que ces comparaisons à un idéal de moyenne sont bien périlleuses? En somme, on n'a pas fait d'expérience préalable, on n'a pas posé à cet être moyen les mêmes questions, on ne sait pas au juste comment il les résoudrait, on ne fait que des conjectures; et le plus expert peut s'y tromper.

Ainsi, nos trois instituteurs, que nous avons eu la malice de mettre un moment à notre place, et que nous avions chargés de faire une fois cette prise du niveau intellectuel que nous faisons presque tous les jours, ont été portés tout naturellement à employer la même méthode que nous, la méthode des tests; et ils y étaient forcés, car dans les conditions où on opère, il n'y en a pas d'autres. Je me rappelle un médecin aliéniste qui a amèrement critiqué notre méthode pour l'examen des enfants anormaux; eh bien, voyons comment s'y prend ce critique sévère, et quelles méthodes il emploie; il dit simplement qu'il préfère leur montrer des cartes postales et les faire jaser là-dessus. Mais qu'est-ce que cet exercice, sinon un test? Notre critique des tests emploie donc des tests; seulement, il les emploie mal, c'est la seule justice à lui rendre.

En résumé, nos instituteurs ont recouru d'instinct à la méthode que nous préconisons. Nous constaterons simplement — et sans avoir le moins du monde l'intention de leur en faire un reproche, car ils ne se sont pas posés en critiques, — qu'ils ont commis des erreurs nombreuses; que leurs questions étaient souvent d'une longueur inutile, quelles étaient parfois posées sous la forme dangereuse de dilemnes, qu'elles supposaient souvent des connaissances scolaires qui n'avaient rien à faire dans l'espèce, qu'elles étaient d'une portée trop spéciale (elles ne pouvaient être posées que ce jour-là, ou à des enfants de cette école-là) qu'elles étaient posées dans des termes différents selon les élèves, au hasard de la conversation; lorsque l'élève répondait mal, ou incomplètement, ce qui arrive si souvent à des enfants jeunes, on lui soufflait, sans tenir un compte exact de cette aide; et la réponse donnée en définitive n'était pas jugée de la même manière pour tous, alors même qu'elle était donnée dans des termes identiques. On le voit, nos instituteurs *ont pratiqué très mal une très bonne méthode.*

Et cet exemple démontre l'exactitude d'un bien joli mot que me dit un jour une dame anglaise, pédagogue de son état, qui avait voulu connaître les procédés usités à mon laboratoire pour l'étude des enfants. « Science, me dit-elle, n'invente rien de plus que pratique; mais science fait mieux. » C'est l'exacte vérité, au moins en ce qui concerne la psychologie et la pédagogie.

Il y a des sciences qui inventent; la chimie par exemple a des recettes dont on n'a pas la moindre idée dans la vie courante; mais les sciences morales n'inventent pas, à proprement parler, elles ne font que mettre au point et perfectionner des moyens empiriques; et voilà pourquoi elles donnent aux curieux qui s'y initient une première impression de banalité. Quand on parle à quelqu'un de mesurer l'intelligence d'un enfant, il croit qu'on va lui découvrir quelque méthode surprenante et mystérieuse; et si on lui dit que cette méthode va consister à faire de petits problèmes, qui ressemblent vaguement à des jeux de société, il s'écriera volontiers, avec une déception non déguisée : « Ce n'est que cela ! » Évidemment, il en ferait autant, tout le monde en fait autant. Mais « science fait mieux ».

Devrons-nous en conclure que toujours un instituteur doit employer notre méthode pour apprendre à connaître l'intelligence de ses élèves ? Ce serait tomber dans une grande exagération. N'augmentons pas indiscrètement le travail de maîtres qui ont la charge de classes de 60 à 80 élèves. Notre méthode, qui est lente, méticuleuse et exige quelque apprentissage, est une méthode d'exception et de luxe. Le vernier aussi est un instrument de luxe; on ne l'emploie que lorsqu'on veut mesurer à un dizième de millimètres; on ne se servira pas d'un vernier pour mesurer le pain qu'on coupe à table. Le microscope est un instrument de luxe; on ne s'en servira pas pour analyser le tissu d'un vêtement qu'on achète. Ces instruments ne sont employés que lorsqu'il y a un véritable intérêt à une étude soigneuse. Et de même pour la prise du niveau.

QUELLE DIFFÉRENCE EXISTE-T-IL DANS L'INTELLIGENCE DES ENFANTS APPARTENANT A DES CONDITIONS SOCIALES DIFFÉRENTES ?

M. Decroly et Mlle Degand ont publié dans les *Archives de psychologie* [1] une étude sur notre méthode; ils l'ont appliquée à 43 enfants (garçons et filles) d'une école privée qu'ils dirigent, à Bruxelles, et ils ont eu le soin de publier les résultats très détaillés de leurs expériences. En lisant leur travail, en scrutant leurs tableaux, en pesant leurs conclusions, nous nous sommes trouvés un peu indécis; nous nous demandions si nous avions affaire à une confirmation ou au contraire à une critique de nos recherches. Sans doute, il y a eu quelque flottement dans la pensée des auteurs; et cela se comprend; la méthode est délicate, les faits qu'ils ont recueillis sont si variés

1. Janvier 1910, n° 34, t. IX, p. 81-108.

et si nombreux qu'il en résulte pour l'esprit une sorte d'encombrement; on ne voit pas facilement la conclusion qui s'en dégage. Il s'est produit à ce propos un fait bien significatif; les auteurs de comptes rendus qui ont analysé un peu vivement le travail de Decroly et Degand ont cru devoir le présenter comme défavorable à nos recherches; les épreuves, a-t-on dit, sont trop faciles, elles ne s'appliquent pas exactement aux âges pour lesquels Binet et Simon les avaient organisées; et d'autre part, quelques-unes de ces épreuves sont défectueuses, elles concernent trop l'instruction, et pas assez l'intelligence naturelle. Un esprit superficiel, en s'en tenant à cette analyse, aurait pu croire que les deux savants belges avaient fait une réfutation en règle de toute notre méthode.

Étant donné le grand effort que Decroly et Degand venaient d'accomplir, étant donné que toute leur étude respire l'honnêteté, la bonne foi, la conscience et le soin, nous avons pensé qu'il serait regrettable de s'en tenir là. Nous leur avons demandé la communication de leurs tableaux, de leurs notes; et nous avons fait subir à ces documents une analyse, que nous allons résumer ici. De cette manière, nous avons pu nous rendre compte des additions et corrections très intéressantes que l'étude belge apporte à notre travail.

Un premier fait nous a sauté aux yeux; c'est que les enfants étudiés par Decroly et Degand donnent des réponses bien meilleures aux tests que nos sujets. En calculant, d'après les procédés que nous avons indiqués antérieurement, leur niveau d'intelligence, on n'en trouve aucun qui soit en retard; aucun, voilà un fait bien significatif; car nos sujets présentaient un nombre équivalent d'avancés et de retardés. Le seul petit Belge qui présenterait un très léger retard est un enfant de douze ans, huit mois, qui a le niveau de douze ans; c'est bien peu. La valeur des avances est en revanche assez forte; il y a douze enfants qui sont en avance de un an, ou d'un peu moins; il y en a quatorze qui sont en avance de plus d'un an, leur avance étant égale ou inférieure à deux ans; il y en a onze qui sont en avance de plus de deux ans; l'avance la plus forte est de deux ans et demi. *L'avance moyenne est de un an et demi.*

C'est une différence considérable. A quoi peut-elle tenir? A trois causes possibles — à part des erreurs matérielles que vraiment nous ne pouvons pas soupçonner : 1° Les auteurs belges ont fait leurs appréciations avec une indulgence excessive; ils ont, sans en avoir conscience, aidé leurs sujets, diminuant la difficulté des questions, et soufflant les réponses. Nous regrettons que M. Decroly et Mlle Degand n'aient pas pu venir à Paris et nous voir opérer; ils ne connaissent notre technique que par la lecture de notre mémoire; ils ne sont pas à proprement parler nos élèves. En les lisant, nous avons eu parfois le sentiment qu'en effet ils sont un peu plus indulgents que nous. Mais la différence nous a paru tout à fait petite, vraiment insignifiante; à notre avis, elle ne peut créer chez des enfants une avance moyenne d'un an et demi. 2° Les enfants étudiés ne sont pas dans les mêmes conditions sociales que les nôtres. Nos sujets appartiennent à des écoles primaires de Paris, situées dans le 10° arrondissement (rue Grange-aux-Belles, rue des Récollets, rue des Écluses-Saint-Martin), le quartier est pauvre, sans être misérable. Il y a à supposer que l'école dirigée par M. Decroly et Mlle Degand est tout autrement recrutée. Sur notre demande, M. Decroly et Mlle Degand nous ont appris que leurs élèves « appartiennent à la classe aisée, ils ont des parents particulièrement doués, et comprenant l'éducation d'une manière large; ce sont des médecins de renom, des professeurs d'Université, des avocats connus, etc., etc. » On nous écrit encore : « Nous nous rendons parfaitement compte de la mentalité de nos élèves; nous en avons peu dans chaque classe, 8, ou 9, ou 10 au maximum; nous les voyons beaucoup entre temps, ils sont libres, joyeux, épanouis, leur psychologie ne doit point se déguiser, nous pouvons donc les bien connaitre ». En résumé, une condition sociale supérieure, et une éducation qui tend vers l'individualisation (et qui se fait à un petit nombre d'élèves à la fois), voilà les deux causes qui expliquent le mieux, selon nous, la différence des résultats. Déjà, M. Rouma avait eu l'occasion de nous apprendre qu'il avait appliqué notre méthode en Belgique à des enfants de classes très élevées, et qu'il avait été surpris de constater combien ces enfants sont avancés, par rapport aux enfants de l'école primaire. Est-ce affaire d'hérédité? Est-ce affaire d'éducation? Il serait difficile d'établir une distinction entre ces deux facteurs, qui ici joignent leur action. D'autre part, l'éducation individuelle a des avantages majeurs; un professeur réussit mieux à développer l'intelligence de ses élèves, quand il en a 8 à 10, que quand il en a 60; quand il en a 60, il ne peut même pas les connaitre tous. Ce qui se passe dans nos classes d'anormaux le prouve bien, et les principaux avantages de ces classes dérivent, croyons-nous, de ce fait bien simple que les écoliers y sont beaucoup plus nombreux que dans les classes ordinaires [1]. Ainsi s'explique en définitive le désaccord qui semblait exister entre le travail de M. Decroly et de Mlle Degand et le nôtre.

Comme j'ai eu l'occasion de l'écrire à M. Decroly et Mlle Degand, je trouve qu'ils ont étudié une très belle question : la différence d'intelligence entre les enfants des classes pauvres et ceux des classes riches. Que cette différence existât, on pouvait déjà le soupçonner; car nos recherches personnelles, avec et après celles de tant d'autres, ont démontré que l'enfant de classe pauvre a une taille moindre, un poids moindre, une tête moins grosse, une force musculaire moindre qu'un enfant de classe riche; il arrive moins souvent au certificat d'études; il est plus souvent en retard dans ses études. Il y a là un ensemble d'infériorités qui sont légères, car elles ne se voient que sur de très grands nombres, mais elles sont indéniables. Quelques-unes, probablement, sont acquises, et résultent de circonstances accessoires et évitables; d'autres sont probablement congénitales. Les recherches de Decroly et de Degand s'encadrent naturellement dans cet ensemble, elles confirment bien ce qu'on savait déjà : et dans des matières aussi neuves, une confirmation n'est pas inutile. Du reste, il y a ici quelque chose de plus, une mesure.

Une seconde remarque est à faire sur les documents que Decroly et Degand nous ont envoyés; c'est que, si leurs élèves sont en moyenne avancés d'un an et demi sur les enfants d'école primaire de Paris, il existe tout une série d'épreuves pour lesquelles cet avancement est plus marqué que pour d'autres; et par conséquent il est peut-être possible de conclure quelque chose d'intéressant sur les aptitudes qu'une éducation d'enfant riche favorise le plus. *A priori*, on supposera que ces enfants-là, peu habitués à se servir eux-mêmes, entourés constamment par de complaisants domestiques, doivent être plus maladroits de leurs mains que de futurs ouvriers. Mais, sans faire de suppositions, voyons ce que disent les faits, ou plutôt examinons comment nous pouvons tirer quelque conclusion des tableaux qui nous sont soumis.

Ces enfants ayant en moyenne une avance de un an et demi, nous avons recherché qu'elles sont les épreuves pour lesquelles

1. Je pense que le succès de la méthode de Frœbel — laquelle méthode ressemble beaucoup aux exercices d'orthopédie que nous avons introduits avec M. Belot dans les classes de perfectionnement — tient en grande

ils ont en moyenne une avance supérieure à un an et demi, et quelles sont les épreuves pour lesquelles ils ont en moyenne une avance inférieure à un an et demi. Ils ne marquent de faiblesse spéciale pour aucune épreuve; ils n'ont de retard accusé pour aucune aptitude; mais ils ont des avances très inégales. Voici la liste des épreuves pour lesquelles leur avance est surtout forte.

Épreuves pour lesquelles les élèves de Decroly et Degand ont une avance de plus de un an et demi. —	Aptitudes qui sont probablement en relation avec ces épreuves. —
Description de gravures	Intelligence et langage.
Interprétation de gravures . . .	
Compter 13 sous.	Leçons familiales.
Répéter 5 chiffres	Attention.
Nommer 4 couleurs	Leçons familiales.
Comparaisons de souvenirs. . .	Esprit d'observation et langage.
Lacunes des figures	Habitude des images et langage.
Ordination des poids.	Attention.
Répéter les jours de la semaine.	Leçons familiales.
Définitions abstraites.	Langage.
Connaissance des pièces de monnaie. .	Vie pratique.
Énumérer les mois	Leçons familiales.
Trouver 60 mots.	Langage.
Critiquer des phrases	Compréhension et langage.
Répéter une phrase longue. . .	Attention.

Nous avons placé vis-à-vis de chaque épreuve l'aptitude qu'elle paraît réclamer. Mais nous sommes loin de présenter notre interprétation comme définitive; elle n'est que présumée. Il nous a semblé que, lorsqu'on fait de petites expériences sur des esprits aussi jeunes, on est surtout frappé par la difficulté qu'éprouve l'enfant à manier le langage, et à exprimer avec des mots ce qu'il pense. Ainsi, quand il s'agit de faire la critique de certaines phrases, les enfants ne révèlent guère qu'ils ont compris la bêtise de la phrase que par un jeu de physionomie, une intonation de la voix, ou par le simple fait qu'ils répètent la phrase. Ainsi, quand on leur demande : « Il y a eu hier un accident de chemin de fer, mais ce n'est pas grave, le nombre de morts est seulement de 48 », ils diront simplement : « Le nombre de morts est de 48 et ce n'est pas grave! »

partie à ce que chaque maîtresse se dévoue à 8 ou 10 enfants. Dans nos classes enfantines, la pauvre maîtresse doit amuser, instruire, distraire un nombre d'enfants bien plus grand, 60 quelquefois, quelquefois même 100!

Il y a dans cette manière d'exprimer ou plutôt de ne pas exprimer, une sobriété qui rappelle la poésie primitive, où les faits sont énoncés et non jugés. Par conséquent, nous avons cru bien faire en supposant que le langage intervient dans beaucoup des expériences contenues dans la liste ci-dessus. Il en est ainsi du reste sans contredit pour les 60 mots à trouver, pour les définitions abstraites, pour la critique des phrases. Beaucoup d'autres épreuves me semblent dépendre de la leçon familiale. Ce n'est pas à l'école qu'on apprend à l'enfant les noms des jours, des mois et des couleurs, c'est dans la famille, du moins à ce qu'il nous a semblé. Tout compte fait, on trouve que ces petits riches sont en avance pour :

l'attention, dans 3 épreuves,
les leçons familiales, dans 4 épreuves,
le langage, dans 6 épreuves.

C'est ce dernier point qui paraît le plus caractéristique : les petits bourgeois parlent mieux, s'expriment mieux, comprennent mieux le langage d'autrui. Nous avons vu d'autre part que lorsqu'ils commencent à rédiger, leurs rédactions contiennent des tours de phrases et des mots mieux choisis que celles des enfants plus pauvres. Cette supériorité verbale doit provenir à coup sûr de la vie de famille ; les enfants riches sont dans un milieu supérieur au point de vue langage ; ils entendent un langage plus correct et plus nuancé.

Voici maintenant les épreuves pour lesquelles ces enfants montrent une avance moindre de un an et demi.

Épreuves pour lesquelles les élèves de Decroly et Degand ont une avance de moins d'un an et demi.	Aptitudes qui sont probablement en relation avec ces épreuves.
Copie d'une phrase	Exercice scolaire.
Lecture.	Exercice scolaire.
Compter 9 sous	Vie pratique ou leçon familiale.
Compter en descendant	Exercice scolaire.
Écriture sous dictée	Exercice scolaire.
Copie d'un losange	Exercice scolaire.
Rendre sur 20 sous	Exercice scolaire.
Mettre 3 mots en une phrase . .	Langage.
Trouver des rimes.	Langage.
Épreuve sur des faits divers . .	Jugement.

Ici encore, nous faisons les plus expresses réserves sur les aptitudes que nous avons cru pouvoir mettre en regard des diverses épreuves. Il ressort néanmoins de notre liste que les épreuves de langage sont devenues moins nombreuses que sur la première liste; en revanche, les exercices scolaires abondent. Comme Decroly et Degand l'avaient déjà remarqué, c'est surtout par leur degré d'instruction que ces petits riches se rapprochent des petits primaires. Ils ne sont point en retard pour leur instruction, mais ils ne présentent pas la même avance marquée qu'ils ont montrée dans les autres épreuves. Ceci peut tenir, bien entendu, à des circonstances accidentelles et sans importance, par exemple à l'habitude qu'ont ces parents de ne pas *pousser* les enfants, de ne pas les envoyer trop tôt à l'école.

En résumé, les expériences de Decroly et de Degand, bien examinées, ne peuvent point nous amener à changer nos tests; car si la plupart de nos tests ont paru trop faciles pour leurs enfants, cela tient tout simplement à ce que le niveau intellectuel de ces enfants est celui des classes riches. En revanche, le travail que les deux savants belges ont exécuté est intéressant, et nous a appris, avec quelque précision, deux faits nouveaux : 1° La supériorité intellectuelle des enfants des classes les plus élevées sur les enfants du primaire se chiffre par une avance d'un an et demi. 2° Elle se manifeste tout spécialement dans les épreuves où intervient le langage.

J'ai cherché à avoir confirmation des recherches précédentes en étudiant à nouveau des documents anciennement recueillis. Parmi les élèves des écoles du 10ᵉ arrondissement dont nous avions mesuré le niveau il y a trois ans, il s'en trouve dont la condition est misérable; il s'en trouve d'autres qui sont au contraire dans l'aisance : tout cela avait été noté, au moment même des expériences. Or, en comparant la moyenne de niveau intellectuel d'enfants misérables à la moyenne d'enfants dans l'aisance, je n'ai trouvé aucune différence appréciable. De quoi peut provenir ce résultat négatif? Peut-être de ce que la condition sociale des enfants avait été notée avec un soin insuffisant, ou peut-être aussi de ce que les différences de condition étaient trop légères.

J'ai prié alors un directeur d'école, M. Morlé, qui mesurait le niveau intellectuel de 50 enfants pris dans son école, d'apprécier avec beaucoup de soin la situation sociale de chacun d'eux; il devait donner à l'enfant l'une ou l'autre des quatre qualifications suivantes : *misère*, *pauvreté*, *médiocrité*, *aisance*, d'après les définitions concertées avec mon collaborateur habituel, M. Vaney. Fait assez surprenant, les résultats qui ont été obtenus par M. Morlé, et que j'ai calculés sur les feuilles qu'il m'a envoyées, sont entièrement négatifs. En voici le relevé succinct.

Niveau intellectuel d'enfants d'école primaire, par rapport à leur condition sociale.

NIVEAU INTELLECTUEL	MISÈRE	PAUVRETÉ	MÉDIOCRITÉ	AISANCE
Moyen	2	1	12	9
Inférieur.	4	1	9	5
Supérieur	4	1	2	4

On peut voir, en lisant attentivement ce tableau, que les enfants d'intelligence supérieure à la moyenne sont aussi nombreux dans le groupe misère que dans le groupe aisance; et il en est de même pour les enfants d'intelligence inférieure à la moyenne. Comment comprendre ce résultat? Il est clair qu'on ne peut pas accuser l'expérimentateur de négligence. Comment se fait-il alors que la condition sociale, qui exerce tant d'influence sur les élèves de Mlle Degand, n'est ici, dans l'intérieur d'une école primaire, d'aucune importance? C'est peut être parce que les différences sociales existant parmi les enfants d'une école primaire ne sont pas assez nettes pour produire chez les enfants une différence de développement intellectuel. Même les enfants de parents aisés ne voient pas souvent leurs parents, comme les enfants de riches; souvent ces enfants aisés sont abandonnés à eux-mêmes sans aucune surveillance; les parents gagnent largement leur vie, mais ils vivent au dehors, rentrent tard à la maison, et ne s'occupent pas de leurs enfants; chez d'autres, le milieu est peu favorable à l'éducation parce que les parents sont marchands de vin, ou alcooliques. Il faut encore ajouter que ce qui égalise les enfants de condition différente à l'école primaire, c'est qu'ils reçoivent le même genre d'instruction en classe. En résumé, il est à présumer qu'il s'agit ici de différences sociales très minimes, qui ne peuvent pas exercer une influence notable sur le niveau intellectuel.

Bien différents ont été les résultats obtenus par Mme Thévenot, directrice d'une école primaire de garçons, située à Paris, rue Cadet. Mme Thévenot a mesuré l'intelligence de 18 enfants, dont 15 ont de huit à neuf ans, et 3 ont de sept à huit ans. Ces enfants appartiennent à sa classe, car l'école est petite, et Mme Thévenot fait une classe en même temps qu'elle est directrice. Mme Thévenot s'est exercée avec M. Vaney et avec moi, elle pratique très bien la méthode de mesure des niveaux. Tout de suite, on est frappé par les chiffres qu'elle a obtenus. Aucun de ses élèves n'est en retard d'intelligence et beaucoup sont en avance. Il y en a un qui présente une avance de trois ans, 6 ont une avance de deux ans et davantage; en moyenne, l'avance est de 1,7 (soit un peu plus d'un an et demi); c'est une avance analogue à celle des élèves de Mlle Degand; elle est considérable, en tant que valeur de moyenne.

Mme Thévenot a le sentiment que ces enfants sont d'une intelligence plus élevée que ceux d'autres écoles où elle a été institutrice; nous pensons que la situation sociale des parents — la rue Cadet appartient à un quartier commerçant du centre de Paris et assez riche — doit aussi avoir une influence; il est à noter encore que plusieurs de ces petits écoliers sont d'origine étrangère. L'enseignement est plus individualisé que dans d'autres élèves; Mme Thévenot n'a que 15 enfants dans sa classe; d'ordinaire, les classes comptent 30 et 40 élèves. Enfin, Mme Thévenot croit utile de me faire remarquer que ces enfants ont été débrouillés, l'année précédente, par une institutrice vraiment hors ligne, qui fait le cours préparatoire. On le voit, beaucoup de petites causes ont agi : et il serait téméraire de chercher à faire la part de chacune d'elles; situation sociale relevée et éducation individualisée concourent à produire le même effet.

Miss Katharine Johnston, appartenant à l'Université de Sheffield, est venue dans le courant de 1910 rendre visite à mon laboratoire de la rue Grange-aux-Belles, elle s'est surtout intéressée à la mesure du niveau intellectuel, et, de retour en Angleterre, elle a répété ces expériences sur 200 élèves d'école de Sheffield. Ses résultats ont été exposés par elle à la réunion de la British Association, à Sheffield, en 1910; elle a bien voulu me communiquer ses résultats expérimentaux, et répondre à mes questions. Il résulte des documents que j'ai vus qu'elle a opéré sur des enfants dont les conditions sociales sont très inégales. Les écoles qui lui ont ouvert leurs portes sont bien différentes : ici, la population représente les professions libérales, là des artisans aisés, là des artisans extrêmement pauvres. Il est dommage que ces éléments hétérogènes aient été confondus dans des moyennes, lesquelles perdent ainsi un peu de leur signification. J'engage fortement l'auteur à calculer de nouvelles moyennes en tenant compte de l'état de richesse et de pauvreté présenté par les écolières et leurs parents. Un détail en passant; j'avais supposé que pour les écoles riches, les enfants sont moins nombreux dans les classes que pour les écoles pauvres; et c'est là, je crois, une condition importante à noter pour évaluer le développement intellectuel des enfants; je crois que, toutes choses égales d'ailleurs, ils se développent mieux dans des classes à peu d'élèves, composées de 15 à 20 unités, que dans des classes qui ressemblent à une grande foule. Les renseignements fournis par Miss Johnston confirment, jusqu'à un certain point, cette idée; car dans les écoles les plus riches, il est dit que le nombre d'élèves ne dépasse pas 15 à 20, tandis que dans des écoles pauvres, il peut osciller entre 40 et 60. Mais cette règle n'est pas sans exception.

D'après le compte rendu des expériences, qui avait paru dans les journaux, je n'avais pas compris les résultats de Miss Johnston; car elle a parfois employé un mode de calcul qui lui est personnel, ce que je trouve critiquable. Mais en mettant les résultats sous la forme où je les calcule moi-même, voici ce qu'on obtient en tableau.

Distribution des niveaux intellectuels des écolières dans les expériences de Miss Johnston, à Sheffield.

NIVEAUX INTELLECTUELS	AGES DES ENFANTS					
	6 ans.	7 ans.	8 ans.	9 ans.	10 ans.	11 ans.
Supérieur à la moyenne. .	4	24	8	12	6	1
Moyen.		8	10	10	12	2
Inférieur à la moyenne. . .		5	2	8	17	17

Il résulte de ce tableau (et ce commentaire l'expliquera), que 68 enfants sont supérieurs à leur niveau, 47 sont égaux, et 90 sont inférieurs. Si on remarque en outre qu'à partir de onze ans, le nombre des enfants au-dessous du niveau normal est nettement élevé, ce qui tient, comme nous l'avons montré, à ce que les tests de onze et douze ans sont beaucoup trop sévères, on pourra conclure que les résultats de Miss Johnston sont en parfait accord avec les nôtres.

C'est la meilleure réponse à certaines objections qui nous ont été faites. On ne nous a pas épargné les objections. Quelques-unes sont justes; mais d'autres sont bien puériles. Dans une revue italienne, on a déclaré nos tests trop faciles. Decroly et Mlle Degand semblent avoir prêté un appui expérimental à cette critique. Whipple, malgré toute la bienveillance de son analyse, vient de s'y associer sans réserve. En vérité, sans vouloir défendre à outrance une méthode qui est à l'essai, je repousse ces objections; les résultats de Miss Johnston sont là pour prouver qu'elles ne sont pas fondées.

J'ai encore demandé à Miss Johnston d'indiquer les tests les plus faciles pour chaque âge. Voici un extrait de sa communication qui montre à la fois les épreuves les plus faciles et les plus difficiles.

41 enfants de 7 ans.

Lacunes des figures.	24	insuccès.
Nomination de 4 pièces	19	—
Répétition de 5 chiffres	18	—
Nombre de doigts.	10	—
Compter 13 halfpence.	7	—
Description d'images	5	—
Copie d'un losange	4	—
Copie d'un modèle écrit.	2	—

22 enfants de 8 ans.

Compter à rebours	17	insuccès.
Lecture à 2 souvenirs.	16	—
Dictée	3	—
Nomination de couleurs.	2	—
Comparer 2 objets de souvenirs	2	—
Compter 9 sous simples et doubles . .	1	—

30 enfants de 9 ans.

Définition supérieure à l'usage	23	insuccès.
Ordination de boîtes	21	—
Rendre sur 20 sous.	16	—
Lecture à 6 souvenirs.	14	—
Date du jour	10	—
Jours de la semaine.	2	—

38 enfants de 10 ans.

Questions difficiles	26	insuccès.
3 mots en 2 phrases	21	—
Les 9 pièces de monnaie	19	—
Questions faciles	6	—
Les mois de l'année.	0	—

24 enfants de 12 ans.

Définitions abstraites	21	insuccès.
Mots en ordre	13	—
3 mots en 1 phrase	12	—
Critique de phrases	7	—
Plus de 60 mots	5	—

Si on rapproche ces résultats de détail et ceux que nous indiquons dans notre tableau II, on constatera que sauf 3 épreuves pour lesquelles nos petits Parisiens sont décidément en avance sur les petits Anglais (lacune de figures, compter à rebours, définitions abstraites) les autres résultats sont très analogues.

Enfin, tout récemment, j'ai prié mon collaborateur si dévoué, M. Morlé, directeur d'école à Paris, de faire des mesures du niveau dans deux écoles primaires présentant une différence extrême au point de vue de la situation sociale; il me paraissait utile de confier les deux parties de l'expérience au même expérimentateur. M. Morlé avait déjà pris les mesures de niveau sur les enfants de son école (rue de Sambre-et-Meuse) qui est une des plus pauvres de Paris; sur les indications et avec l'autorisation de M. l'inspecteur Belot, il fit les recherches complémentaires dans l'école de la rue de Marseille, où les enfants appartiennent à une population aisée. M. Morlé a pris toutes les précautions nécessaires, pour ne pas se laisser influencer; il a même ignoré volontairement la situation scolaire des enfants examinés. Ses constatations sont bien significatives.

En comparant, au point de vue de niveau, 30 enfants de l'école pauvre à 30 enfants de l'école aisée, d'âges équivalents de part et d'autre, on trouve la distribution indiquée par le tableau suivant :

Comparaison, au point de vue du niveau intellectuel, d'une école primaire pauvre et d'une école primaire aisée.

	NIVEAU INTELLECTUEL SUPÉRIEUR		NIVEAU ÉGAL A LA MOYENNE	NIVEAU INTELLECTUEL INFÉRIEUR	
	De 2 ans.	De 1 an.		De 1 an.	De 2 ans.
École primaire pauvre	1	4	13	11	1
École primaire aisée.	6	10	10	3	1

Ainsi, d'une part, il y a dans l'école aisée 16 enfants en avance, tandis que dans l'école pauvre il n'y en a que 4; et d'autre part, dans l'école aisée il y a 4 enfants en avance, tandis que dans l'école pauvre il y en a 12.

Si de ces chiffres on cherche à tirer l'écart moyen en années qui sépare ces 2 groupes d'enfants, on trouve qu'il est à peu près de trois quarts d'année; l'ensemble des enfants pauvres est au-dessous de la moyenne normale pour un quart d'année; et les enfants aisés sont au-dessus de la moyenne normale pour une demi-année. Certes, cette avance d'une demi-année ne vaut pas celle que Mlle Degand a constatée, dans des conditions bien plus favorables; elle reste cependant de même sens, et c'est par conséquent une précieuse confirmation. Ajoutons en passant que par leur situation scolaire les enfants de l'école aisée sont aussi plus avancés que les enfants de l'école pauvre, comme l'indique le tableau suivant :

Comparaison, au point de vue du niveau scolaire, d'une école primaire pauvre et d'une école primaire aisée.

	NIVEAU SCOLAIRE SUPÉRIEUR		NIVEAU SCOLAIRE MOYEN	NIVEAU SCOLAIRE INFÉRIEUR	
	De 2 ans.	De 1 an.		De 1 an.	De 2 ans.
École primaire pauvre.	0	5	18	7	0
École primaire aisée.	2	12	12	3	0

La différence est encore dans le même sens; le niveau scolaire moyen de l'école pauvre est très peu éloigné de la moyenne normale; tandis que celui de l'école aisée est légèrement en avance, à peu près d'une demi-année. Cela ne doit pas nous surprendre, puisque nous avons vu précédemment que le niveau scolaire et le niveau intellectuel vont de pair.

Un mot pour conclure. Il se dégage de ces recherches une idée singulièrement intéressante, je l'ai notée déjà dans mes articles antérieurs, mais peut-être sans y insister suffisamment. Ce n'est qu'aujourd'hui que j'en vois toute la portée. Cette idée peut se présenter d'abord comme une critique des errements anciens. Pendant longtemps les psychologues ont cherché à établir des corrélations d'expériences; ils étudiaient chez des adultes, et plus souvent chez des enfants, quelques aptitudes qui leur semblaient différentes, et ensuite ils voulaient savoir quels rapports reliaient ces aptitudes. Recherche légitime, à coup sûr, et toujours à l'ordre du jour; mais le plus souvent, elle n'a pu conduire à aucun résultat sérieux, de sorte que ce calcul des corrélations est devenu une des questions les plus fastidieuses de la psychologie.

Nous comprenons maintenant pourquoi. C'est parce que les aptitudes étudiées n'étaient pas l'objet d'un examen assez approfondi. On se contentait d'une expérience, ou deux. Ainsi, pour prendre un exemple facile sur lequel nous puissions raisonner, on avait étudié, par tests courts et rapides, la suggestibilité par les lignes, puis par les poids, puis par les dilemnes; et ensuite on cherchait si tel enfant, suggestible à une forme d'épreuve, l'était à d'autres; et naturellement, on ne trouvait jamais de corrélation appréciable. Une recherche américaine publiée cette année même aboutit à cette conclusion. Or, ce qu'on doit faire d'abord et surtout, dans la période de tâtonnement où nous sommes, ce n'est pas une confrontation de tests, une recherche analytique de leurs corrélations, mais tout jute le contraire, si on peut dire, c'est-à-dire une étrde globale de leur signification, un calcul de leur résultante. Autant il est périlleux de rechercher si une forme de suggestibilité est reliée à une autre, autant il est avantageux de chercher à grouper toutes les épreuves de suggestibilité, d'en faire masse, d'en conclure une classification des élèves à ce point de vue, et de rechercher ensuite si les élèves les plus suggestibles sont plus jeunes, plus dociles en classe, ou ont telle et telle autre qualité mentale plus accusée que les élèves les moins suggestibles. C'est ce que nous avons tenté pour la mesure de l'intelligence; nous avons fait masse de toutes les épreuves, supposant qu'elles allaient plus ou moins dans le même sens, et nous avons ainsi abouti à un classement des élèves au point de vue de l'intelligence.

Quelle est la raison de procéder ainsi? Elle est évidente. Elle repose sur ce principe qu'un test particulier, isolé de tout le reste, ne vaut pas grand'chose, qu'il est soumis à des erreurs de toutes sortes, surtout s'il est rapide, et s'il est appliqué à des enfants d'école; que ce qui donne une force démonstrative, c'est un faisceau de tests, un ensemble dont on conserve la physionomie moyenne. Cela paraît être une vérité si banale que c'est à peine s'il vaut la peine de l'exprimer. C'est au contraire une vérité profonde, et le bon sens suffirait si peu à deviner cette prétendue banalité que jusqu'ici elle a été constamment méconnue. Un test ne signifie rien, répétons le fortement, mais cinq ou six tests signifient quelque chose. Et cela est tellement juste qu'on pourrait presque aller jusqu'à dire : « Peu importent les tests pourvu qu'ils soient nombreux ».

A l'appui, je citerai ce qu'a constaté Mlle Giroud dernièrement[1] en appliquant à des élèves une méthode de mesure de l'intelligence qui avait été imaginée par notre collègue M. Ferrari. Cette méthode se compose, un peu comme celle de Blin, d'une longue série de questions qu'on pose à des sujets; les questions sont le plus souvent mal formulées, et Mlle Giroud en a fait une critique de détail qui a montré que sur une quarantaine de ces questions on ne peut guère en retenir que 8 ou 10 : du reste, je me hâte d'ajouter que cette critique ne doit nullement atteindre l'auteur de ce questionnaire, qui ne l'avait pas organisé pour des études d'enfants, mais pour des études de malades. Or, malgré cette immense majorité de questions mal faites pour des enfants, le résultat massif est loin d'être mauvais; on arrive à constater que le nombre des questions auxquelles il est bien répondu croît assez régulièrement avec l'âge, ce qui est la pierre de touche de l'épreuve. Il faut donc bien que le principe de ces méthodes que nous employons soit excellent pour qu'elles puissent amener à des conclusions aussi utiles, même quand elles sont mal réalisées. C'est donc surtout sur ce principe de la multiplicité des tests qu'il faut attirer l'attention des psychologues; sans aucun doute on tirera de ces méthodes un grand parti à l'avenir, pour l'étude des aptitudes, du caractère et même de l'état physiologique, bref pour la réalisation de la mesure en psychologie individuelle.

ALFRED BINET.

1. MLLE GIROUD. Étude d'un procédé nouveau pour la mesure du niveau intellectuel. *Soc. libre pour l'étude psychologique de l'enfant*, n° 69, mars 1914.

571751 - Juillet 2014
Achevé d'imprimer par

1livre.com
du rêve à la réalité !

Made in United States
North Haven, CT
04 November 2026

21760272R00127